ILKA STEREBOGEN
Herzensmütter

Ilka Sterebogen

HERZENS MÜTTER

Glücklich werden trotz unerfülltem Kinderwunsch

ARISTON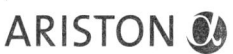

Bibliografische Information der Deutschen Bibliothek

Die Deutsche Bibliothek verzeichnet diese Publikation in der Deutschen
Nationalbibliografie; detaillierte bibliografische Daten sind im Internet
unter http://dnb.de abrufbar.

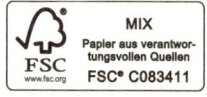

Verlagsgruppe Random House FSC® N001967

© 2020 Ariston Verlag in der Verlagsgruppe Random House GmbH,
Neumarkter Straße 28, 81673 München
Alle Rechte vorbehalten
Redaktion: lüra – Klemt & Mues GbR
Umschlaggestaltung: Favoritbuero, München
unter Verwendung eines Fotos von © PchelaMajka/Shutterstock
Satz: Satzwerk Huber, Germering
Druck und Bindung: CPI books GmbH, Leck
Printed in the Czech Republic

ISBN: 978-3-424-20222-9

INHALT

Ein paar Worte zu Beginn

Die moderne Reproduktionsmedizin sowie vielfältige Behandlungsmöglichkeiten im In- und Ausland haben sich seit Langem klar auf eines fokussiert: das Herbeiführen einer lang ersehnten Schwangerschaft. Seit vielen Jahren arbeite auch ich als auf Kinderwunsch spezialisierte Heilpraktikerin und begleite Frauen und Paare auf ihrem Weg zum Wunschkind. Diese Wege können sehr unterschiedlich sein und stellen mich als Therapeutin vor ganz verschiedene Aufgaben. Da ich jedoch sehr gut mit anderen Fachleuten vernetzt bin, kann ich den Frauen einen außerordentlichen Erfahrungsschatz zur Verfügung stellen. Ich kenne alle Facetten des unerfüllten Kinderwunsches und setze mich mit allen Neuerungen und Trends auseinander. Es ist mir wichtig, nah an den Frauen und am Puls der Zeit zu sein. Viele Kinderwunschgeschichten verlaufen positiv, und die Paare halten ihre Wunschbabys früher oder später in den Armen. Das ist für alle eine Freude, die einen immer wieder erfüllt und die niemals an Intensität verliert.

Doch so ausgeklügelt die Optionen auch sind, sie sind kein Garant für eine Empfängnis und eine gesunde Schwangerschaft. Was passiert also, wenn alle Möglichkeiten ausgeschöpft sind? Wenn alle Wege gegangen sind und niemand mehr helfen kann? Mit dem Älterwerden und dem reicher werdenden Erfahrungsschatz rückten bei mir immer mehr auch jene Frauen in den Fokus, die kein Kind empfangen können und ihr Leben neu gestalten müssen. Viele der betroffenen Frauen stellen sich dann die Frage, ob ein glückliches Leben ohne Kind überhaupt möglich ist. Eine Patientin formulierte ihre Situation einmal in einem erschütternden Satz: »Wenn ich meinen Kinderwunsch aufgebe, habe ich keine Berechtigung mehr auf mein Leben.« Wie viel Hoffnungslosigkeit und Traurigkeit schwingen in dieser Aussage mit! Natürlich ist nun dringend eine Antwort auf die Frage erforderlich, wie das Abschiednehmen vom Kinderwunsch erfolgen kann.

Ich möchte deshalb Frauen ein Buch an die Hand geben, das das Tabuthema unerfüllt gebliebener Kinderwunsch aufgreift und das möglichst viele Frauen beim Abschied vom Kinderwunsch spürbar unterstützt. Das Buch richtet sich ausdrücklich nicht an jene, die sich *bewusst* gegen ein Leben mit Kindern entschieden haben – denn das ist eine ganz andere Geschichte.

Die hier angebotene Unterstützung ergibt sich aus der täglichen Praxis. Ich mache dabei ganz unterschiedliche Beobachtungen, die jedoch bei näherer Betrachtung eines gemein haben: Es geht in fast jeder einzelnen Schicksalsgeschichte um das große Thema Anerkennung:

- Anerkennung des Kinderwunsches
- Anerkennung der Krise
- Anerkennung des Tiefgangs
- Anerkennung der Trauer
- Anerkennung des Verlustes
- Anerkennung der Verzweiflung
- Anerkennung des Frauseins
- Anerkennung des Vollständigseins

Viel zu oft haben die Frauen Sätze gehört wie:

»Ach, so schlimm ist es doch auch wieder nicht.«

»Ein Leben ohne Kind hat auch seine Vorteile!«

»Du warst doch erst in der 6. Schwangerschaftswoche – da war ja noch nichts.«

Auch die medizinischen Begriffe – so korrekt sie fachlich auch sein mögen – können Frauen direkt ins Herz treffen. So sprechen

Mediziner bei einem Verlust des Kindes von einem »Abort« und bei einer Untersuchung des Gewebes von »Abort-Material«.

Viele Frauen kennen auch die Erklärung »biochemische Schwangerschaft« oder (noch despektierlicher) »Windei«. In den Patientinnen-Akten stehen Begriffe wie »primäre« oder »sekundäre« Sterilität.

Jeder dieser Begriffe ist kühl und distanziert. Manch einer Frau hilft es im ersten Moment, die Distanz zum Geschehen zu wahren. Doch die Gefühle tief drinnen sprechen eine andere Sprache und bahnen sich häufig erst viel später ihren Weg.

In Kinderwunschzentren ist die Sprechstundenhilfe unter Umständen die Ansprechpartnerin statt der behandelnden Ärztin oder des behandelnden Arztes. Denn Frauen (oder ihre Partner) müssen bei der allgemeinen Praxisnummer anrufen, um das Schwangerschafts-Testergebnis ihrer Kinderwunschbehandlung zu erfahren. Oftmals sind auch an dieser Stelle die Antworten knapp, kurz und reine Informationsvermittlung.

»Hallo, Frau Schmidt, das Testergebnis ist negativ. Sie sind nicht schwanger. Auf Wiederhören.«

Wenige Worte für eine wochenlange Tortur, die oftmals in Tränen und Verzweiflung endet, sobald der Hörer aufgelegt wurde.

Würde die Situation, in der sich die Frauen in dem Moment befinden, jedoch mehr geachtet werden, würden sie sofort konkrete Hilfsangebote erhalten, wäre vielen schon geholfen.

Achtsame Kommunikation

Ich bin eine große Verfechterin der achtsamen Kommunikation und wünsche mir so manches Mal, dass es hinsichtlich der psychologischen Betreuung der Patientinnen ein größeres Netz sowie regelmäßige Personalschulungen zu den Themen Kommunikation und Umgang gäbe.

Dabei geht es nicht darum, dass sich die Betreffenden weichge-spülte, nichtssagende Worthülsen aneignen. Es geht vielmehr dar-um, dass beim Weitergeben von Informationen stets beachtet wird, wer das Gegenüber ist und in welcher Situation es sich befindet.

Das sollte meines Erachtens viel intensiver in das Bewusstsein aller Beteiligten rücken, um Wunden nicht noch tiefer werden zu lassen oder weitere »Diagnose-Schocks« unsichtbar auf der inneren Festplatte der Frau zu manifestieren.

Unter Diagnose-Schock verstehe ich Folgendes: Es gibt Ärzte, die ihre Vermutungen oder Diagnosen oftmals unverblümt aus-sprechen, ohne darüber nachzudenken, was sie mit ihren Worten vielleicht anrichten. So kann es passieren, dass eine Diagnose einen Schock auslöst, der – ungefiltert und unbehandelt im Inneren einer Frau – emotionalen Schaden anrichten kann. Es bedarf viel Finger-spitzengefühl und Erfahrung, diesen Schock aufzuspüren, zu be-nennen und wieder aufzulösen.

Herzensmütter

Vielleicht haben Sie sich gefragt, was es damit auf sich hat, dass ich das Buch *Herzensmütter* genannt habe. Idealerweise – das wäre mein größtes Glück – hat dieser Titel sofort etwas in Ihnen aus-gelöst.

Der Begriff »Herzensmütter« fasst in einem Wort die tiefe An-erkennung all jener Frauen zusammen, die sich aus tiefstem Herzen ein Kind gewünscht haben und deren Wunsch sich nicht erfüllt hat.

Sie halten Ihr Wunschkind nicht im Arm – aber die ganzen Ge-fühle, die damit verbunden sind, sehr wohl im Herzen.

Für Sie und all die anderen Frauen in Ihrer Lage begab ich mich auf die Suche nach wunderbaren Herzensmüttern, deren Erfahrun-gen ich aufschreiben und weitergeben konnte.

Die Frauen sollten unterschiedlich alt sein, aus unterschiedlichen sozialen Lebenszusammenhängen kommen, individuelle Bewältigungsstrategien angewendet und zu einem erfüllten Leben zurückgefunden haben. Und ich fand sie – sechs einzigartige Frauen, die äußerst mutig waren, ehrlich und zutiefst solidarisch: Sie lassen uns in ihr Herz und ihr Leben schauen. Sie schenken Ihnen ihre persönlichen Erfahrungen für Ihre eigene Zukunftsvision. Sie zeigen, wie dieser schmerzhafte Prozess des Abschiednehmens aus eigener Kraft gelingen und zu einem erfüllten, zufriedenen Leben führen kann. Alle interviewten Frauen sind in ihrer Identität vertraglich geschützt, und ihre Namen wurden auf Wunsch geändert. Alter, Beruf und Geschichte gehören aber jeweils exakt zu der Frau, mit der ich gesprochen habe. Jeder Herzensmutter wohnte eine verständliche Angst inne: »Wie wird es mir gehen, wenn ich beim Erzählen den ganzen schmerzvollen Prozess noch einmal durchlebe? Reißen womöglich alte, verheilt geglaubte Wunden wieder auf? Wie steht mein Partner zu meiner Entscheidung, unsere Geschichte zu erzählen?«

Es entstanden trotz dieser Bedenken sehr emotionale Gespräche, die tiefe Einblicke in das Erleben der Frauen gaben. Ich war immer wieder überrascht, wie kraftvoll die Frauen heute sind und mit wie viel Wehmut einige gleichzeitig zurückblicken. Es gab hin und wieder Tränen, aber auch befreites Lachen.

Am Ende des Gesprächs stellte jede Frau fest, dass es ihr gut ging. Ihre Sorgen hatten sich aufgelöst. An die Stelle der früheren Traurigkeit war etwas Schönes getreten: Sowohl das erneute Eintauchen in vergangene Zeiten als auch die Tatsache, die alten Wunden noch einmal mit etwas Abstand betrachten zu können, waren wie Balsam und eine Würdigung der eigenen Geschichte. Kreise schlossen sich wohltuend.

Die Geschichten der Frauen lesen Sie in diesem Buch. Es möchte die Vision bestärken, dass ein Leben auch ohne eigenes Kind erfüllend, gelingend und glücklich sein kann.

Ich möchte allen Frauen Mut zusprechen, die noch am Anfang des Weges stehen. Die sich genau in diesem Moment an der Weggabelung befinden und sich mit dem Gedanken vertraut machen müssen, keine Kinder bekommen zu können. Frauen, die sich momentan noch nicht vorstellen können, wie sie zurück in ein erfülltes Leben finden.

Die Herzensmütter haben wunderbare Worte gefunden für ihre Empfindungen, die Wertschätzung ihrer Partnerschaft und auch die Benennung ihrer eigenen Stärken. Es ist keine Schwäche, in einer Krise am Boden zu sein. Das Aufstehen und die Kunst, etwas Gutes daraus zu machen, ist die wahre Stärke. Das Anliegen dieses Buches ist es, Ihnen die Emotionen und die Kraft aus den Gesprächen so zu vermitteln, dass Sie sich nicht länger allein und endlich verstanden fühlen.

Um Ihnen, liebe Herzensmutter, einen wertvollen und praktischen Wegbegleiter an die Hand zu geben, habe ich mein langjähriges Praxiswissen und meine umfassenden Erfahrungen aus erster Hand durch professionelle Hinweise von Experten aus den Bereichen Gynäkologie, Psychosomatik und Psychologie ergänzt. Die entsprechenden Kontaktdaten finden Sie im Anhang.[1] Zudem finden Sie dort viele weitere nützliche Informationen und Literaturtipps.

Vielleicht liegt das Buch in Zukunft auf Ihrem Nachttisch und dient Ihnen in besonderen Situationen als Nachschlagewerk. Vielleicht kann es Ihnen über einen schweren Moment hinweghelfen, wenn Sie nachlesen, was Sie akut tun können. Vielleicht lassen die Erfahrungen der anderen Herzensmütter in Ihnen erstmals etwas aufleben, das Ihrer persönlichen Entwicklung einen entscheidenden Impuls gibt. Das würde mich von Herzen freuen.

Das Buch *Herzensmütter* ist als Lesebuch, Begleiter und Nachschlagewerk gedacht. An welcher Station des Abschiednehmens auch immer Sie sich gerade befinden – Sie können immer wieder eintauchen, Trost finden, Mut fassen, einen Rat einholen oder wohltuend spüren: Ich bin nicht allein.

Neue Wege gehen

Nach der stillen Geburt unseres Sohnes nahmen wir doppelt Abschied

Andrea (38), Bankkauffrau

Mir gefällt das Wort »Herzensmutter«. Wenn man keine leibliche, »richtige« Mutter sein kann, dann ist man zumindest eine Herzensmutter.

Ich habe diesen Ausdruck einmal im Zusammenhang mit Pflege- und Adoptivkindern gehört: Dort wurde die leibliche Mutter als »Bauchmutter« und die Pflege- oder Adoptivmutter als »Herzensmama« bezeichnet. Das hat mich sofort angesprochen und berührt. Man muss nicht unbedingt eigene Kinder haben, um eine Herzensmutter zu sein. Ich glaube, jede Frau mit einem unerfüllten Kinderwunsch ist das. Egal, welchen Weg sie geht.

Mit dem Muttersein habe ich immer das Bild einer Familie verbunden. Ich bin in einer großen Familie mit vielen Kindern aufgewachsen, und es war für mich von jeher klar, dass ich selbst eine große Familie haben wollte. Ich wünschte mir Kinder um mich herum, konnte immer schon gut mit ihnen umgehen. Der Kinderwunsch kam tief aus meinem Inneren und war eigentlich unumstößlich und völlig selbstverständlich. Etwas anderes als eine Familie mit vielen Kindern kam nicht infrage.

2004 haben mein Mann und ich geheiratet und wünschten uns dann bald ein erstes Kind. Das war eine aufregende Zeit. Wir hatten ein Haus gebaut, denn wir wollten, dass unsere Wunschkinder in einem schönen Zuhause aufwachsen. Doch leider haben wir in unserer Partnerschaft plötzlich Probleme bekommen und uns deshalb im Jahr 2009 getrennt.

Doch einige Zeit später rauften wir uns tatsächlich wieder zusammen, weil wir trotz all unserer Probleme spürten, dass wir zueinandergehörten.

2011 war ich mehrfach hintereinander schwanger. Doch ich habe meine Kinder leider wieder gehen lassen müssen. Diese drei frühen Fehlgeburten waren eine schwere Prüfung für mich. Mir wurde zu einer Bauch- und Gebärmutterspiegelung geraten, und anschließend stand die Diagnose »Uterus unicornis«[2] im Raum.

2012 war ich erneut schwanger, und natürlich quälte ich mich mit großen Ängsten. Zudem wurde die Schwangerschaft von Komplikationen begleitet. Ich musste viele Wochen liegen und bekam vorsorglich Heparin gespritzt. Aber wir freuten uns so sehr auf unseren Sohn!

In der 21. Schwangerschaftswoche kam es zu einem plötzlichen Blasensprung. Ich wurde sofort ins Krankenhaus eingeliefert, und man versuchte dort wirklich alles Erdenkliche, um uns zu helfen. Doch unser Baby Jarle konnte nicht gerettet werden – es verstarb in meinem Bauch und wurde still geboren.[3] Das war eine ganz schlimme und extrem schwierige Phase in meinem Leben. Meinem Mann und mir war in diesem Moment klar: So etwas möchten wir nie wieder erleben müssen.

Nach der stillen Geburt von Jarle stellte sich kein regelmäßiger Zyklus mehr ein. Bei einer Ultraschalluntersuchung, die meine Frauenärztin durchführte, gab es Auffälligkeiten im Zusammenhang mit meiner Gebärmutterschleimhaut. Sie baute sich nicht mehr zyklusgerecht ab, im Gegenteil: Sie baute sich zunehmend auf. Mir wurde zu einer Ausschabung geraten.[4]

Die entnommene Schleimhaut wurde histologisch untersucht, und zu unserer Bestürzung wurden im Gewebe atypische Zellen gefunden. Sofort riet man mir zu einer Hormonbehandlung,[5] die mir auch sechs Monate lang in Bezug auf die Zyklusregulierung und den Schleimhautaufbau und -abbau gut geholfen hat. Dann ließ die Wirkung nach, und es gab keine positiven Auswirkungen mehr. Meine Gynäkologin riet mir stattdessen, die Gebärmutter entfernen zu lassen. Aber zu dem Zeitpunkt konnte ich diese Entscheidung noch nicht treffen.

Bei einer weiteren Ausschabung wurden erneut atypische Zellen gefunden. Man erklärte mir, dass aus den atypischen Zellen irgendwann Krebs entstehen könne, denn diese Art der Zellen sei ungewöhnlich für mein Alter. Damals war ich 36 Jahre alt, und ich erfuhr, dass solche Zelltypen eher bei Frauen nach den Wechseljahren verstärkt auftreten.

Daraufhin stand nun endgültig die Frage im Raum, es ein weiteres Mal mit einer Hormonbehandlung zu versuchen – oder die Gebärmutter entfernen zu lassen.

Wir haben natürlich lange darüber nachgedacht und auch noch einmal mit einer Kinderwunschklinik gesprochen. Diese lehnte jedoch nach reiflicher Überlegung eine weitere Behandlung ab. Eine Schwangerschaft wäre nur durch begleitende Hormone möglich gewesen, und diese wiederum hätten das Risiko einer Entartung der atypischen Zellen erhöht.

Ich habe parallel zwei Termine bei einer Psychologin wahrgenommen, denn ich drehte mich gedanklich im Kreis und brauchte dabei dringend Hilfe.[6] Sie hat mir keine Lösung präsentiert, sondern gemeinsam mit mir mein inneres Chaos sortiert. Dadurch hat sie mir bei der Entscheidungsfindung sehr geholfen, doch letztendlich lag die Entscheidung natürlich allein bei mir.

Zu diesem Zeitpunkt begann ich zum ersten Mal, mich mit dem Gedanken auseinanderzusetzen, mich von meinem Kinderwunsch zu verabschieden. Dennoch verharrte im Hinterkopf immer noch das Fünkchen Hoffnung auf eine Schwangerschaft. Also beschlossen wir, eine weitere Diagnostik wahrzunehmen, und dafür wurde mir zu einer erneuten Bauch- und Gebärmutterspiegelung geraten.

Das Ergebnis war, dass die Diagnose Uterus unicornis aufgehoben wurde und es stattdessen einen neuen Befund gab: Ich hatte ein Asherman-Syndrom«.[7]

Ein Untersuchungs- und Diagnosemarathon lag inzwischen hinter mir, und ich spürte plötzlich: »Ich will nicht mehr.« Keine Arzneien mehr, keine Akupunktur … Die ersten Ansätze der Verabschiedung vom Kinderwunsch nahmen Gestalt an.

Zeitgleich entschieden wir uns zu einer großen Veränderung in unserem Leben: Wir besuchten einen Kurs, um Pflegeeltern zu werden. Das war wie ein Befreiungsschlag. Auf einmal hatten wir neue Ziele und neue Hoffnung. Und wir schufen uns mit dieser Entscheidung die Möglichkeit, doch noch mit Kindern leben zu können.

Wenn ich heute zurückblicke und ein Resümee ziehe, würde ich die Zeit nach Jarles stiller Geburt als kritischste Phase meines Lebens bezeichnen. Aber auch den gesamten Kinderwunschweg empfinde ich als eine schwierige und teilweise verzweifelte Lebensetappe. Ich hatte so viel gemacht, so viel ausprobiert und nichts hatte geholfen. Irgendwann war ich an einem Wendepunkt, an dem ich beschloss: Nun ist es genug.

Aber dann begann die Zeit mit den Zyklusunregelmäßigkeiten und den Ausschabungen. Ich konnte gar nicht in Ruhe Abschied nehmen, denn immer wieder musste ich zu Ärzten oder Untersuchungen.

Irgendwann hatte ich keine Kraft und keine Lust mehr, erneut zum Arzt zu gehen. Immer kam noch etwas drauf, eine neue Diagnose, eine weitere Untersuchung … Es war eine sehr anstrengende Zeit. Ich hatte mit dem Thema Kinderwunsch abgeschlossen, aber es wollte mich dennoch nicht loslassen.

Im April 2016 wurde dann meine Gebärmutter operativ entfernt.

Das war mein endgültiger Schlussstrich. Ich kam zur Ruhe – und es ging wieder bergauf. Wir erhielten kurz darauf einen Anruf vom Jugendamt, dass wir zwei Pflegetöchter bekämen.[8] Ich dachte sofort: »Es hatte alles einen Sinn.« Erst musste die Entscheidung getroffen werden, danach war der Weg frei für den Neuanfang.

Der Kinderwunsch ist in meinem Herzen. Er ist sicher verpackt, da es für uns auch keine Alternative mehr in dieser Hinsicht gibt. Durch die Endgültigkeit kann ich jedoch anders damit umgehen.

Es gibt keine Hoffnung, es gibt kein »Vielleicht« mehr. Das ist vermutlich einfacher, als noch Optionen offen zu haben. Mein Kinderwunsch wurde nicht zusammen mit der Gebärmutter entfernt. Im Herzen ist der Wunsch lebendig geblieben. Er ist ein Teil von mir und gehört zu meinem Leben.

»Einfach kann jeder – wir machen es eher kompliziert.« Diesen Satz sagen mein Mann und ich gern, und er hat sich über die Jahre immer wieder bewahrheitet.

So schmerzhaft die Erfahrungen auf meinem Kinderwunschweg auch gewesen sein mögen, so bin ich meiner Familie und meinem Mann sehr dankbar, die mir geholfen und mich unterstützt haben.

Meine Familie war für mich immer erreichbar. Sie ist es nicht leid geworden, mit meinem Mann und mir über unseren Kinderwunsch zu sprechen, der sich nicht erfüllen wollte, und unsere Verzweiflung und Traurigkeit hat sie liebevoll mitgetragen. Gerade bei Jarles stiller Geburt war das wichtig für mich.

In der Zeit nach Jarle und in der Kinderwunschzeit hat meinem Mann und mir auch geholfen, dass wir die Schwierigkeiten hinsichtlich unserer Beziehung schon hinter uns hatten. Wenn das alles vor der Trennung passiert wäre, hätte es vermutlich das endgültige Aus für uns beide bedeutet. Aus der Trennung aber sind wir gestärkt herausgegangen, haben unseren Weg gefunden und sind heute glücklicher als zuvor.

Eine weitere große Hilfe waren und sind meine Freundinnen, die ich über das Forum Frauenworte[9] gefunden habe. Wir haben mehr Tiefen als Höhen zusammen erlebt, und daraus haben sich teilweise enge Freundschaften entwickelt.

Ich habe sehr nette Kollegen bei der Arbeit, die auch von unserer Geschichte wussten. Aber dort wurde mir irgendwann vermittelt:

»Jetzt muss es doch mal gut sein.« Das hat zwar keiner direkt gesagt, aber irgendwann war das Thema für sie erledigt.

Glücklicherweise sind wir von vielen negativen Erfahrungen, wie sie andere Betroffene in derselben Situation erleben, verschont geblieben – von unangenehmen Fragen, Vereinsamung, schlimmen Kommentaren. Natürlich gab es immer auch mal Situationen, die schwierig zu erleben waren. Das ist auch heute noch so. Schwangere Frauen in meinem Umfeld zu sehen, ist problematisch für mich – ein Punkt, der mich vermutlich nie loslassen wird. Sobald das Baby jedoch geboren ist, ist alles wieder in Ordnung. Ich gönne es den Frauen von Herzen, schwanger zu sein, aber an manchen Tagen kann ich es leider kaum aushalten.

Was ich betroffenen Frauen raten würde? Mir eine Heilpraktikerin zu suchen war für mich sehr hilfreich. Ansonsten sollten sie nach Möglichkeit mit anderen über das Thema kommunizieren und offen mit der eigenen Geschichte umgehen. Das war für meinen Mann und mich immer sehr wichtig und hat uns sehr geholfen.

Wenn man anfängt, sich vom Kinderwunsch zu verabschieden, darf man sich nicht unterkriegen lassen. Es ist eine schwere Zeit, die vermutlich nur jemand nachvollziehen kann, der diesen Weg selbst gegangen ist. Daher sind die entsprechenden Hilfen wohltuend, und Begleitung ist wichtig.

Eine Frau sollte rechtzeitig ihre Fühler nach Alternativen ausstrecken – fast immer gibt es einen alternativen Weg.

Heute finde ich Erfüllung bei unseren beiden Pflegetöchtern. Mich um die beiden zu kümmern ist eine Aufgabe, die mich glücklich macht. Es gibt mir so viel, wenn sie uns anstrahlen. Es sind sehr liebe Mädchen. Wir sind jeden Tag froh, dass sie bei uns sein dürfen und wir diesen Weg gegangen sind.

Ich möchte in diesem Protokoll meinen richtigen Namen verwenden, und so ist es auch in Bezug auf meinen Sohn: Jarle ist ein wunderschöner Name, und Jarle ist Jarle.

Kapitel I
Abschied vom Kinderwunsch

Es ist kein Zufall, dass Sie dieses Buch in den Händen halten. Vielleicht sind Sie an dem Punkt angekommen, an dem sich immer deutlicher ein Gedanke in Ihr Bewusstsein schiebt: »Es klappt nicht, wir bekommen vermutlich kein eigenes Kind.«

Vielleicht waren Sie einmal schwanger, mussten Ihr Baby aber aus unerklärlichen Gründen wieder gehen lassen. Vielleicht mussten Sie sich einer medizinisch notwendigen Operation unterziehen, die Ihnen nun eine Schwangerschaft unmöglich macht.

Oder Sie haben alle entsprechenden schulmedizinischen und naturheilkundlichen Therapien und Behandlungen ausprobiert, doch eine Schwangerschaft blieb aus. Ihnen wurde gesagt, dass man nichts mehr für Sie tun kann.

Kein Leben verläuft nur in geraden Bahnen. So gibt es auch Frauen, die den Jahren, in denen sie Kinder hätten bekommen können, ein Partner gefehlt hat, oder die in einer Beziehung lebten, in der der Partner einem Kind ablehnend gegenüberstand.

Frauen, die heute in einem höheren Lebensalter sind, hatten in ihrer gebärfähigen Zeit nicht die Möglichkeit vielfältiger Untersuchungen oder reproduktionsmedizinischer Maßnahmen. Genauso waren auch jene Frauen davon ausgeschlossen, die nicht in einer klassischen Mann-Frau-Beziehung lebten. Ihnen werden die alternativen Fortpflanzungsoptionen erst in jüngerer Zeit zugänglich gemacht.

Die Erkenntnis

Wenn Sie sich selbst am Punkt des Abschieds befinden, spüren Sie möglicherweise die intensiven Gefühle, die damit verbunden sind. Plötzlich wirbeln Angst, Schrecken, Versagensgefühle, Trauer und absolute Hoffnungslosigkeit durch Ihr Inneres, erschüttern das Selbstvertrauen und das Selbstwertgefühl. Diese Empfindungen können existenzielle Fragen auslösen:

- Wie kann ich ohne Kind leben, geschweige denn jemals wieder glücklich werden?
- Welche Daseinsberechtigung habe ich als Frau, wenn mir mein ursprünglichster Wunsch verwehrt bleibt?
- Was macht mich als Mensch aus – wer bin ich ohne Kind?
- Hält meine Partnerschaft diese Krise aus?
- Kann es mir jemals gelingen, mich vom Kinderwunsch ganz und gar zu verabschieden?

Welche zentrale Frage für Ihr Leben löst der Gedanke an einen Abschied vom Kinderwunsch bei Ihnen aus?

Gern können Sie hier eigene Fragen notieren.

_____

_____

_____

_____

_____

Diese Fragen sind alles andere als leicht zu beantworten, die Antworten nicht leicht umzusetzen. Doch sie können der Schlüssel zur Be- und Verarbeitung eines unerfüllt gebliebenen Kinderwunsches sein, den ich Ihnen wärmstens ans Herz legen möchte – auch wenn dieser Prozess zuerst schmerzhaft ist.

Sich verabschieden müssen

Abschied ist in unserem Fall nicht nur ein Begriff oder ein isoliert zu betrachtendes Verhalten. Dieser Abschied hat nichts mit einem »Auf Wiedersehen« oder einem »Bis bald« zu tun, denn er birgt etwas Größeres und Endgültiges in sich – ein »Nie wieder« oder »Niemals«. Es ist das Schicksal und das Leben, die uns zu diesem Schritt gleichsam zwingen. Den Abschied können wir nicht wählen beziehungsweise verhindern, aber wir können die Art und Weise bestimmen, in der wir ihn vornehmen.

Abschied nehmen umfasst einen Prozess, der eine Reihe von intensiv abwechselnden Gefühlen und persönlichen Entwicklungsschritten beinhaltet und selten über Nacht abgeschlossen ist. Sich von einem Kind zu verabschieden, das man nie in die Arme schließen konnte, gleicht einem Trauerprozess.

Ein erster Impuls ist häufig der, die Frage »Muss ich mich nun von meinem Kinderwunsch verabschieden?« im Keim zu ersticken. Zu stark und schmerzlich sind die Gefühle, die mit dieser Sorge verbunden sind.

Vielleicht tut sich ja doch noch irgendwo eine Möglichkeit auf? Vielleicht hat die Medizin oder die Naturheilkunde noch ein Ass im Ärmel, welches gezückt werden kann?

Der Abschied vom Kinderwunsch ist schwierig zu vollziehen, denn er kollidiert mit dem intensiv bestehenden Wunsch von Kinderwunschpaaren, sich fortzupflanzen und ein Kind in die Welt zu setzen.

»Abschalten kann man den Wunsch nicht«, weiß Dr. Almut Dorn, Psychotherapeutin in eigener Praxis mit Schwerpunkt gynäkologische Psychosomatik. »In der Regel beginnt man, sich von bestimmten Maßnahmen zu verabschieden, zum Beispiel durch Distanzierung von der Reproduktionsmedizin oder der Zyklusbeobachtung. Aber damit ist der Wunsch ja noch nicht abgeschaltet.«

Heute weiß man, dass es schon zu Beginn einer Kinderwunschbehandlung sehr wichtig ist, einfühlsam und doch ehrlich die Möglichkeit anzusprechen, dass man unter Umständen kinderlos bleibt. Auch Prof. Tewes Wischmann, Diplom-Psychologe am Universitätsklinikum Heidelberg, empfiehlt Paaren eine rechtzeitige Auseinandersetzung mit dieser Möglichkeit. Die Baby-Take-Home-Rate – sie ist ein prozentualer Wert und beziffert die tatsächliche Geburt eines Kindes – liege nach einer reproduktionsmedizinischen Behandlung bei maximal 20 Prozent, sagt er. Das bedeutet, dass nach drei IVF/ICSI-Versuchen[10] die Grenzen erreicht sind.

Nach vier Versuchen blieben durchschnittlich immer noch 40 Prozent der Paare kinderlos. Deshalb spricht Prof. Wischmann bereits in den ersten 20 Minuten seiner Beratung dieses Thema mit den Paaren an. Laut seiner langjährigen Erfahrung kann so ein möglicher Trauerprozess im Anschluss an erfolglose Therapien erheblich abgemildert werden.

In meinen Gesprächen mit den Frauen und Paaren wird häufig deutlich, dass die Lebensvariante, kinderlos zu bleiben, verdrängt wird. Schließlich wird positives Denken in unserer Gesellschaft großgeschrieben. Alle Ziele seien erreichbar, heißt es, wenn man nur fest daran glaube.

Vielleicht haben Sie diese Erfahrung selbst gemacht und befinden sich nun in einem Konflikt. Sie fürchten, Ihre Chancen für eine Empfängnis zu schmälern, wenn Sie den Gedanken an eine mögliche Kinderlosigkeit zulassen. Möglicherweise geben Sie sich teilweise die Schuld am gescheiterten Versuch, da negative Gedanken angeblich auch negative Folgen haben.

Wenn das auf Sie zutrifft, könnte es hilfreich sein, in einer Beratung oder gemeinsam mit Ihrem Partner diesen Gedankengang anzusprechen und gemeinsam aufzulösen. Eine sachliche Auseinandersetzung mit der Möglichkeit, nicht schwanger zu werden, hat keinerlei Auswirkungen auf eine Zeugung oder Empfängnis.

Der Zeitpunkt

Niemand kann den Moment des Abschieds genau benennen. Es gibt – außer nach medizinischen Eingriffen, die eine Zeugung oder Schwangerschaft unmöglich machen – keine Gewissheit, ob nicht doch noch eine Schwangerschaft eintreten kann. Und so können das Wissen um die Wunder der Natur das Abschiednehmen erschweren und in die Länge ziehen.

Sich immer wieder die Frage zu stellen, ob es nicht doch vielleicht beim nächsten Versuch oder im nächsten Zyklus klappt, ist zermürbend. Und niemand kann diese Frage endgültig beantworten.

Ein wichtiger begrenzender Faktor ist die Kraft der Frau beziehungsweise des Paares. Häufig gelangen sie nach vielen Jahren und Versuchen an den Punkt, an dem ein Partner sagt: »Ich kann nicht mehr.«

Wenn die Kraftreserven aufgebraucht, Körper und Seele durch immer wiederkehrende Rückschläge geschwächt sind, ist es ein deutlicher Hinweis, sich mit dem Gedanken des Abschieds zu beschäftigen.

Elisabeth, selbst Gynäkologin, beschreibt es so (siehe Seite 40f.): »Mein Schlüsselerlebnis fand (…) auf der Entbindungsstation im Krankenhaus statt. Als ich ein Neugeborenes in den Händen hielt und unter Tränen flüsterte: ›Warum bist du nicht meins?‹, habe ich gemerkt, dass ich Gefahr lief, krank zu werden. Ich (…) habe die Reißleine gezogen. (…) Im selben Atemzug war auch meine Sterilitätstherapie IVF für mich abgehakt. Wir hatten zwei Versuche unternommen, und plötzlich passte diese Behandlung emotional nicht mehr für mich.«

Es ist enorm wichtig, da sind sich viele Experten einig, immer mit dem Partner darüber im Gespräch zu bleiben, wie die gemeinsame Zukunft trotz eines unerfüllten Kinderwunsches positiv gestaltet werden kann.

Paare, die bewusst in der Kommunikation bleiben und über ihre Kinderlosigkeit reden können, leisten auch gemeinsam die Trauerarbeit, hat Prof. Wischmann beobachtet.

Betroffenen kann ich hier vor allem raten, sich als Paar zu überlegen, was der unerfüllte Kinderwunsch für die Beziehung bedeutet, und zu prüfen, welche gemeinsamen Wünsche, Werte und Ziele darüber hinaus bestehen. Wie könnte die Zukunft ohne ein eigenes Kind aussehen? Welche neuen Lebensinhalte können gemeinsam erschaffen werden?

Vielleicht besteht die Sorge, dass sich der unerfüllt gebliebene Kinderwunsch negativ auf die Partnerschaft auswirkt. Möglicherweise macht sich Angst breit, dass die Beziehung diesem enormen Druck auf Dauer nicht standhält.

Es kann Trost spenden zu erfahren, dass die Trennungsrate bei ungewollt kinderlos gebliebenen Paaren niedriger liegt als bei Paaren insgesamt, wie Prof. Wischmann festgestellt hat.

Ungewollt kinderlose Paare haben eine höhere Belastung auszuhalten als Paare, deren Kinderwusch erfüllt wurde. Die Paare geben in der Rückbetrachtung an, eine harte Zeit erlebt zu haben. Doch im gleichen Atemzug erwähnen sie auch, wie sehr diese Krise sie zusammengeschweißt hat.

Der Abschiedsprozess

Ein Abschied vom Kinderwunsch ist mit einem Trauerprozess zu vergleichen. Es gibt keinen Schalter, der von heute auf morgen umgelegt werden kann und der einen neuen Lebensabschnitt parat hält.

Viele Frauen kommen in die Sprechstunde und hoffen, dass es ein Mittel gibt, diesen Prozess zu beschleunigen. Sie stellen verständlicherweise auch die Frage, wie lange der Abschied dauern wird. Wann kommt die Zeit, in der das Leben wieder in die Normalität zurückfindet? Wie geht es dann weiter?

Das ist schwierig zu sagen, denn jede Frau, jedes Paar, jede Situation ist unterschiedlich. Es kann Wochen, Monate, aber auch Jahre dauern. Die Intensität des Erlebens ist nicht immer gleichbleibend, der Rhythmus verändert sich im Laufe der Zeit. Paare schildern ihre Gefühlswelt in der Rückbetrachtung als wellenförmig mit immer größeren und milderen Krisenintervallen.

Man kann den Abschiedsprozess jedoch in Phasen einteilen, die sich auch in der Trauer um einen geliebten Menschen wiederfinden – mit dem Unterschied, dass man in unserem Fall diesen Menschen nie kennenlernen durfte.

Neben der im ersten Augenblick schmerzhaften Erkenntnis, dass dieser Prozess eine Weile dauern kann, gibt es auch einen positiven Aspekt:

Die Frauen und Paare erfahren, dass ihr Gefühlsleben und ihre Empfindungen normal sind und sie keineswegs verrückt werden.

Kapitel 2
Den Wendepunkt erkennen

Es wäre in der Kinderwunschzeit eine riesengroße Hilfe, wenn Frauen oder Paare glasklar erkennen könnten: Hier und jetzt ist der Zeitpunkt gekommen, an dem es keinen Sinn mehr hat, es weiter zu probieren.

Auch ich wünschte, Ihnen bei diesem Punkt behilflich sein zu können. Die innere Gewissheit jedoch muss jede Frau und jedes Paar selbst spüren, und die Entscheidung auf ihrem ganz persönlichen Weg kann nur jede Frau und jedes Paar für sich selbst treffen.

Bei Frauen oder Paaren, die keine endgültige Diagnose bekommen, gibt es ihn nicht – den einen Zeitpunkt, der unumstößlich das Ende der Kinderwunschzeit einläutet. In der Regel vergehen mehrere Jahre, in denen die Betroffenen alles versuchen, was für sie möglich ist.

Niemand kann sagen, wann es Zeit ist, damit aufzuhören, kein Arzt, kein Reproduktionsmediziner und auch kein Therapeut. Wir haben es nämlich, allen Statistiken zum Trotz, mit einem kleinen Wunder zu tun. Und das nimmt in den abwegigsten Situationen Gestalt an, so haben es Wunder nun mal an sich.

An Statistiken können wir uns natürlich orientieren. Sie zeigen, wie viele reproduktionsmedizinische Versuche Sinn ergeben und wann die Schwangerschaftschancen deutlich abnehmen. Paare werden zu Zahlen, Babys zu Raten. Doch dienen sie auch als Entscheidungshilfe?

Professor Dr. Tewes Wischmann berichtete in einem Gespräch von einem sehr treffenden Beispiel:

»Bei einem Kinderwunsch-Infoabend in der Frauenklinik zeige ich eine Folie, die ein Kinderwunschzentrum erstellt hatte. Darauf sieht man eine Statistik mit den verschiedenen Versuchen und den Schwangerschaftswahrscheinlichkeiten. Ein Paar ist in dieser Statistik vertreten, das nach dem 18. IVF-Versuch ein lebend geborenes Zwillingspärchen in den Armen hält.«

Diese Anzahl an medizinischen Versuchen ist sicherlich eher die Ausnahme. Sie zeigt jedoch auch, wie lange sich Paare auf einem Kinderwunschweg befinden und wie man entgegen aller Statistiken seine persönliche Entscheidung treffen und auch durchsetzen kann.

Manche Frauen in der Beratung fragen sich, ob sie sich gegen das Wunder entscheiden, wenn sie ihren Kinderwunschweg beenden. Es kommt ihnen so vor, als ob sie ihrem Kind, das sich zu einem späteren Zeitpunkt vielleicht doch noch auf den Weg machen möchte, die Tür verschließen.

Das ist einer der Gründe, warum die Entscheidung »Machen wir weiter oder hören wir auf?« zu einer der schwersten gehört. Denn eine Restchance gibt es fast immer.

Es ist nicht leicht, sich diesem Strudel zu entziehen, dem kleinen Funken Hoffnung, der immer mal wieder aufflackert. Doch Ihr Wunschkind ist zu diesem Zeitpunkt leider nicht auf dem Weg, und ich möchte Sie an etwas ganz Wichtiges erinnern: an Sie selbst.

Regelmäßig Bilanz ziehen

Es sind Ihre Ressourcen, Ihr Körper und Ihre seelische Gesundheit, die eine ganz wichtige Rolle bei dem Ganzen spielen. Deshalb sollten Sie unbedingt auf psychische und physische Signale achten.

Ein weiterer Aspekt kann ebenfalls ausschlaggebend werden: Wie steht es um Ihre Finanzen? Vielleicht haben Sie schon sehr viel Geld in Ihren gemeinsamen Wunsch investiert, vielleicht sogar Kredite aufgenommen, die Sie nun abstottern müssen?

Ziehen Sie in regelmäßigen Abständen Bilanz – sowohl in emotionaler als auch in wirtschaftlicher Hinsicht. Im Folgenden haben Sie die Gelegenheit, Ihre persönlichen Eindrücke und Gedanken zu notieren. Hinterfragen Sie ehrlich, wie es Ihnen geht, und stecken Sie sich einen persönlichen Rahmen ab.

- Welche weiteren Maßnahmen möchten Sie ergreifen? Gibt es noch Untersuchungen, die offen sind und an die Sie hin und wieder denken müssen?

_____

_____

_____

_____

_____

- Welche Behandlungen kommen für Sie nicht mehr infrage? Was möchten Sie definitiv nicht mehr und wollen es für sich streichen?

_____

_____

_____

_____

_____

- Fragen Sie sich ehrlich, wie viel Kraft und Energie Sie noch haben. Hierbei können Sie Punkte verteilen: Bei 1 ist keine Energie mehr da, bei 10 fahren Sie volle Kraft voraus.

_____

_____

_____

_____

- Wie steht es um Ihre Finanzen? Die Zahlen auf Ihrem Kontoauszug sprechen eine unmissverständliche Sprache und geben Ihnen klar Auskunft darüber, was geht und was nicht mehr geht.

_____

_____

_____

- Wie sieht Ihr Alltag aus? Gelingt Ihnen die Organisation Ihrer sämtlichen Kinderwunschbemühungen noch relativ gut, oder kommen Sie privat und beruflich immer mehr in Bedrängnis?

_____

_____

_____

_____

_____

• Welcher Punkt spielt noch eine große Rolle für Sie? Sie können ihn hier ergänzen.

_____

_____

_____

Legen Sie nun mithilfe der Antworten auf diese Fragen Ihre individuelle Grenze fest. Sie kann von Mensch zu Mensch sehr unterschiedlich ausfallen. Diese Grenze ist kein starrer Richtwert, sondern sie soll Ihnen lediglich dabei helfen, dass Sie sich nicht ganz verlieren. Es tut vielen Frauen gut, sich auf diesem Weg genau zu überlegen, wie weit sie gehen möchten und ob sie noch einigermaßen in Balance sind.

Vielleicht sind Sie sehr empfindsam und zart und kommen sehr schnell an Ihre Grenzen. Oder Sie wünschen sich alle Behandlungsmöglichkeiten im In- und Ausland und führen sie auch durch. Jeder Weg ist in Ordnung, solange er mit Ihrer persönlichen Entscheidung und Grenze im Einklang steht.

Sie können Ihre persönlichen Grenzen selbstverständlich jederzeit neu festlegen, wenn sich auf einmal etwas in Ihrem Leben ändern sollte.

Ihr Partner kann diese Überlegungen ebenfalls anstellen. Anschließend schauen Sie gemeinsam, welche Überschneidungen oder auch Abweichungen es gibt. Bleiben Sie liebevoll im Gespräch und tauschen Sie sich konstruktiv aus.

Sollten Sie oder Ihr Partner sagen: »Ich kann nicht mehr!«, ist dies ein deutliches Zeichen, das ernst genommen werden muss. Es ist ein klarer Zeitpunkt, die den Bemühungen um ein Wunschkind und die Strapazen zu beenden. Bleiben Sie jedoch aufmerksam, was Ihren Partner betrifft. Ist sie/er auch schon so weit? Üben Sie keinen Druck aus und warten Sie, bis der geliebte Mensch an Ihrer Seite den inneren Prozess ebenfalls vollziehen kann.

Für Frauen mit einer unumstößlichen Diagnose verläuft der Weg ein wenig anders. Sie werden mit der Nachricht »Sie können keine Kinder (mehr) bekommen« konfrontiert. Diese klare Aussage ist extrem hart und wird teilweise als traumatisierend erlebt. Es ist verständlich, dass diese Erkenntnis nicht sofort in vollem Umfang zu begreifen ist und erst nach und nach verarbeitet werden kann.

Vielleicht haben Sie sich eine zweite Meinung eingeholt und/oder sich einer weiteren Untersuchung unterzogen, nach der man ebenfalls zu diesem Schluss kam. Ihre Hoffnung auf ein eigenes Kind zersplittert in tausend kleine Teile.

Professor Dr. Ingrid Gerhard war Oberärztin in der Universitäts-Frauenklinik in Heidelberg und hat dort in den 1970er-Jahren die Hormon- und Kinderwunschsprechstunde aufgebaut. Auch sie kam in den vielen Jahren immer mal wieder in die Situation, dass sie einer Frau mitteilen musste: »Wir können leider nichts mehr für Sie tun.«

In der Klinik gab es die begrüßenswerte Situation, dass zeitgleich eine psychologische und auch homöopathisch geschulte Fachkraft hinzugezogen werden konnte, die die Frau/das Paar für diesen Moment psychisch stabilisieren konnte.

»Oft haben die Frauen schon geahnt, dass sie nicht schwanger werden konnten. Sie wollten dann die endgültige Entscheidung von uns hören. Es kam auch vor, dass eine Frau erleichtert war. Sie wusste nun endlich, woran sie war. Das ewige Hoffen und Warten hatte ein Ende, und sie konnte ihr Leben neu ausrichten«, so Professor Dr. Ingrid Gerhard.

Wie geht es nach dem Wendepunkt weiter?

Sie erleben nun den Wendepunkt auf Ihrem Kinderwunschweg. Bisher sind Sie gelaufen und marschiert. Das Ziel war ein gemeinsames Kind, doch Sie wussten nicht, wie lang dieser Weg bis dort sein würde. Sie dachten, dass es am Ende dieses Weges entweder Ihr Wunschkind gibt oder eine unvorstellbare Situation, die einem Nichts oder einem schwarzen Loch gleichkommt.

Nun, es ist ratsam, aktiv zu bleiben und sich nicht einem unüberschaubaren Strudel zu überlassen. Nehmen Sie Ihre Entscheidungen und Handlungen bewusst in Ihre Hände und steuern Sie, was Sie kontrollieren können. Nehmen Sie die Hilfen in Anspruch, die auf dem Weg liegen – therapeutische Begleitung, ärztliche Begleitung, Gespräche mit Frauen in Ihrem Umfeld, die vielleicht in der gleichen Situation sind. Lesen Sie Bücher zum Thema oder recherchieren Sie im Internet. Fragen Sie gezielt nach, wer Ihnen in der kommenden Zeit Unterstützung bieten kann.

Ihr aktiver Kinderwunschweg neigt sich dem Ende zu, und die schmerzhaften Empfindungen können sich zu diesem Zeitpunkt noch einmal spürbar für Sie verdichten.

Vielleicht sind Sie die Frau, die sagt: »Ich kann nicht mehr.« Oder Sie stellen fest, dass es bei Ihnen ein schleichender Prozess war und Sie im Grunde schon resigniert aufgehört haben, zu hoffen.

In meinen Gesprächen mit den Herzensmüttern waren die Wendepunkte so individuell wie ihre Biografien. Manchmal gab es klare Erinnerungen an Situationen, die im Nachhinein als »der Wendepunkt« bezeichnet werden konnten. Manchmal gab es gravierende Diagnosen, sehr traurige Verluste, oder es stellte sich heraus, dass der momentane Lebenspartner nicht der richtige für eine Familiengründung war.

In einem Punkt waren sich die Herzensmütter jedoch alle einig: Von dem Wendepunkt an ging es langsam und Schritt für Schritt wieder bergauf.

Ich konnte es nicht mehr ertragen, die neugeborenen Babys im Arm zu halten

Elisabeth (63), Fachärztin für Gynäkologie

Der Begriff »Herzensmütter« hat positiv auf mich gewirkt und war mir sehr sympathisch. Ich verbinde das Wort mit einem guten Gefühl.

Mein eigener Kinderwunsch meldete sich, als ich meinen Mann traf. Vorher habe ich nicht über Kinder nachgedacht, das war keine Option für mich. Als ich ihn aber kennenlernte, dachte ich sofort: »Von diesem Mann wünsche ich mir ein Kind.«

Und dann habe ich die Pille abgesetzt – so wie man das normalerweise macht. Wir haben gewartet, aber nichts passierte. Als Nächstes habe ich Medikamente genommen, das brachte bei mir auch nichts. Im nächsten Schritt bin ich operiert worden,[11] aber das brachte keine Veränderungen. Wie es dann üblich ist, bekam ich Hormone – doch schwanger wurde ich nicht.

Zu jener Zeit war ich noch als Assistenzärztin im Krankenhaus tätig und habe für die Facharztprüfung gelernt. Es waren die letzten zwei Jahre im Krankenhaus mit Übergang zur Facharztprüfung.

Der Grund, weshalb ich nach acht Jahren das Krankenhaus verlassen habe, war, dass ich nicht schwanger wurde. Ich konnte es nicht mehr ertragen, die neugeborenen Babys im Arm zu halten.

Ich suchte mir also eine Stelle in einer Praxis. Ich konnte zwar Geburten und Entbindungen begleiten und operieren, aber die normale Arbeit in einer Praxis beherrschte ich noch nicht. Ich war entschlossen, diese Arbeit anzunehmen und einen neuen Lebensabschnitt zu beginnen.

Alles, was ich bis zu dem Zeitpunkt hinsichtlich des Kinderwunsches unternommen hatte, hatte nicht funktioniert. Jetzt wollte ich dafür sorgen, dass andere Frauen ihre Kinder bekamen. Für mich selbst wollte ich das Thema abhaken.

Mein Mann hatte den Kinderwunsch jedoch noch nicht aufgegeben und zog in Erwägung, ein Kind zu adoptieren. Das war für mich nicht leicht, denn ich spürte, dass ich das nicht wollte. Der Wunsch nach einem Kind ist dann irgendwie im Sande verlaufen.

Wir suchten uns ein anderes Ventil. Wir hatten immer einen Hund und haben ihn auch als Kindersatz angenommen. Inzwischen haben wir den dritten Hund und sind sehr glücklich damit.

Aber die Gefühle aus der Zeit des Kinderwunsches kommen immer wieder hoch. Wenn ich hormonell unterdosiert bin, werde ich sehr sentimental. Schaue ich dann in einen Kinderwagen und sehe so ein süßes Neugeborenes, kommt es heute noch vor, dass ich mit den Tränen kämpfe. Ich weiß aber: »Okay, es liegt an den Hormonen.« Wenn ich dann die Hormondosierung anpasse, kann ich es wieder besser ertragen.

Es ist kein wirkliches Leid, was ich spüre, es ist wirklich eher eine Sentimentalität. Ich hätte alles gern erlebt – mit einem Baby zu Hause sein, nachts aufstehen, wickeln … Alles, was dazugehört.

Das Thema ist für mich heute erledigt, denn ich habe tolle Neffen und Nichten, bin Großtante und werde geliebt. Wir waren im Elternhaus früher drei Mädchen. Meine jüngere Schwester ist alleinstehend und hat auch kein Kind. Es ist leider so, aber wir kommen gut mit der Situation zurecht.

Für mich gab es in meiner Kinderwunschzeit viele Tiefpunkte. Immer wenn ich meine Periode bekommen hatte, war das zum Beispiel ein emotionaler Tiefpunkt für mich, eine Riesenenttäuschung. Mein Schlüsselerlebnis fand jedoch auf der Entbindungsstation im Krankenhaus statt. Als ich ein Neugeborenes in den Händen hielt und unter Tränen flüsterte: »Warum bist du denn nicht meins?«, habe ich gemerkt, dass ich Gefahr lief, krank zu werden. Ich wusste, dass eine solche Reaktion nicht normal ist, und habe die Reißleine gezogen. In meinem Beruf geht so etwas überhaupt nicht. Also beschloss ich: »Das muss sich sofort ändern!«

Im selben Atemzug war auch meine Sterilitätstherapie IVF für mich abgehakt. Wir hatten zwei Versuche unternommen, und plötzlich passte diese Behandlung auch emotional nicht mehr für mich. Ich bin heute sehr glücklich, dass ich mich so entschieden habe.

Ich habe sehr vielen Frauen zu ihrem Glück verholfen, und ich denke, ich bin deshalb auf der Welt. Ich bin auf der Welt, um Frauen zu helfen, ein Baby zu bekommen.

Glücklicherweise habe ich schnell meinen Weg gefunden und war mir ebenso schnell sicher, was ich jetzt tun wollte. Jeder hat seine Aufgabe im Leben, und ich habe meine gefunden.

Es gab manchmal Stress in unserer Ehe, weil mein Mann, wie gesagt, immer mal wieder gefragt hat: »Wollen wir nicht ein Kind adoptieren?« Doch wir sind beide voll berufstätig, und ich hätte sehr stark zurückstecken müssen. Das wollte ich nicht. Inzwischen habe ich durch meine Patientinnen Erfahrungen mit adoptierten Kindern gesammelt, die nicht immer die besten sind. Auch diesbezüglich bin ich mit mir im Reinen. Ich denke, die Entscheidung war richtig für uns.

Ich kam früh, mit 47 Jahren, in die Wechseljahre – vermutlich durch meine hormonelle Situation bedingt. Ich wusste, dass mein Kinderwunsch nun auch von der körperlichen Seite her endgültig erledigt war. Von diesem Moment an war ich befreit. Vorher durchfährt einen manchmal der Gedanke: »Vielleicht sollten wir es ja doch noch mal versuchen«, aber durch die Wechseljahre wurde mir diese Entscheidung abgenommen.

Ich sehe auch bei meinen Patientinnen, was es für einen körperlichen und emotionalen Stress bedeutet, eine Sterilitätsbehandlung durchzuführen.

Man ist in der Gesellschaft stigmatisiert, wenn man nicht Mutter ist. Einmal saß eine Frau im Wartezimmer und hat über mich gesagt: »Die hat ja noch nicht mal ein Kind!« Das bekam meine Sprechstundenhilfe mit und erzählte es mir. Es hat mich sehr verletzt. Es ist so ungerecht kinderlosen Paaren gegenüber! Genau wie die Tatsache, dass man als kinderloses Paar mehr Steuern zahlen soll. Was man alles an Opfern gebracht, für die Behandlungen an Geld ausgegeben hat, was für ein Leid und Kummer hinter all dem stecken kann, sieht kein Mensch. Stattdessen heißt es: »Die haben keine Kinder, die wollen nur Luxus …«

Mir haben mein Beruf und meine Patientinnen geholfen. Die vielen Kontakte tun mir gut. 70 Prozent meiner Patientinnen kenne ich nun seit 25 Jahren. Wenn ich morgens in meinen Terminkalender schaue, freue ich mich auf sie.

Sie sind mit mir alt geworden. Inzwischen habe ich auch junge Mädchen als Patientinnen, die ich schon als Embryo kannte (von den Ultraschalluntersuchungen). Das ist einfach wunderbar! Es ist toll, wenn ich die jungen Mädchen hier sitzen habe und sie zu all ihren Fragen beraten kann. Mein Beruf ist meine Erfüllung.

Es gibt natürlich auch die jungen Karrierefrauen in meiner Praxis, die von vornherein sagen: »Ich will keine Kinder.« Dann warte ich ab, denn meine Erfahrung zeigt, dass der Wunsch oft erst mit 43 Jahren kommt und es mit einer Schwangerschaft zu diesem Zeitpunkt schwierig wird.

Wenn eine Frau leidet, würde ich ihr eine psychologische Betreuung empfehlen. Eine Gesprächstherapie hilft und eine Trauerbewältigung ist wichtig. Den Frauen geht es dann auch relativ schnell wieder besser.

Ich habe das selbst nicht gemacht. Ich war durch meinen Beruf so beschäftigt und konnte es für mich allein gut verarbeiten. Wenn es mal gar nicht ging, bin ich zu meiner Schwester und ihren zwei Kindern gefahren. Dann ging es mir schnell besser.

Heute genieße ich es auch, mit den erwachsenen Kindern meiner Freundinnen zusammen zu sein. Wir sitzen gemeinsam bei einem Abendessen, und es fühlt sich an wie eine große Familie. Das genieße ich. Ich habe auch gern kleine Kinder um mich herum, bin aber auch froh, dass ich dann wieder nach Hause gehen kann und meine Ruhe habe. Diese Lebensform war und ist gar nicht so schlecht.

Mein Kinderwunsch befindet sich heute in einer »sentimentalen Schublade«. Ich weiß nicht, wie ich es anders ausdrücken soll. Ich bin jetzt 63 Jahre alt. Normalerweise wäre ich wahrscheinlich Oma. Und ich beneide meine Freundinnen nicht, die das nun sind. Sie fühlen sich oftmals verpflichtet, auf die Enkel aufzupassen. Häufig werden sie mehr in Anspruch genommen, als ihnen lieb ist.

Und ich habe auch keine Lust, mir jeden Tag die neuesten Bilder der Enkelkinder von andern anzuschauen. Das wird mir manchmal lästig. Ich zeige ja auch nicht jeden Tag die aktuellsten Schnappschüsse meines Hundes …

Erfüllung finde ich in der Gemeinsamkeit mit meinem Mann. Es ist wunderschön, wenn wir sonntags zusammen Golf spielen gehen. Der Hund ist bei der Tagesmutter, und ich weiß, er ist dort gut versorgt. Wir gehen einmal die Woche schön zum Essen und wir machen wunderbare Urlaube.

Mein Mann ist nicht nur mein Mann – er ist auch mein allerbester Freund. Wir kennen uns sehr lange, und wenn wir freihaben, machen wir fast alles gemeinsam. Das ist meine kleine Familie: mein Mann und mein Hund.

Ich bin immer schon durch die Natur gelaufen, wenn es mir schlecht ging. Das mache ich auch heute noch, wenn es mir mal nicht so gut geht. Ich nehme den Hund mit, er freut sich, ich treffe mich mit anderen Hundebesitzern, wir gehen zusammen spazieren und führen nette Gespräche.

Ich liebe den Sonnenschein, aber auch bei Regen gehe ich gern raus. Dann nehme ich einfach meinen Regenschirm mit und finde es genauso schön. Dann ist mein Herz glücklich.

Ich bin ein dankbarer Mensch und kann alles dankbar annehmen. Ich bete jeden Tag, dass es so bleibt, denn ich sehe jeden Tag auch viel Elend.

Was ich einer Frau auf dem Abschiedsweg als Tipp mitgeben würde, kann ich nicht pauschal beantworten, denn es kommt immer auf die Situation der Frau an. Ich kann da leider keinen Rat geben.

Kapitel 3
Plan B: Das Leben neu ausrichten

Plan B steht für eine Alternative in unserem Leben, sollte der eigentliche Plan – in Bezug auf unser Thema einer gemeinsamen Familiengründung – nicht gelingen.

Plan B ist deshalb in zwei bedeutende Zeitabschnitte unterteilt: den »Plan B schmieden« und den »Plan B leben«.

Je intensiver ein Wunsch oder eine Vorstellung von der Zukunft in unserem Herzen einen Platz eingenommen hat, desto schwieriger ist die Auseinandersetzung mit einem Plan B.

Den Plan B schmieden

Ganz am Anfang Ihres Kinderwunsches haben Sie vermutlich keinen Gedanken an einen Plan B verschwendet. Es gab ja auch keinen bewussten Plan A, denn mit Ihrem Entschluss, ein Kind zu bekommen, stellen Sie ihn ja nicht direkt wieder infrage.

Wer sich ein Baby wünscht und seine Verhütungsmethode absetzt, schwelgt in den aufgeregten Fragen, was nun alles passieren wird. Euphorie und Tagträume bestimmen das Lebensgefühl, während sich im Inneren die Vorfreude breitmacht. Der Gedanke, dass es nicht klappen könnte, existiert zu diesem Zeitpunkt überhaupt nicht.

Erst wenn einige Monate ins Land gehen, in denen keine Empfängnis stattgefunden hat, tauchen die ersten Zweifel auf: »Warum klappt es nicht?« Oder: »Woran könnte es liegen?«

Doch zu diesem Zeitpunkt denken wir in erster Linie an Hürden gesundheitlicher Art, die eventuell eine Empfängnis verhindern. Und die kann man in Angriff nehmen – und in der Regel werden die Frauen zuerst aktiv. Sie suchen ihre Gynäkologin oder ihren Gynäkologen auf, lassen sich untersuchen und fragen um Rat.

Die Option, dass es weiterhin nicht klappen könnte, meldet sich in Form von ängstlichen Gefühlen.

»Stimmt etwas nicht mit mir?«

»Stimmt etwas nicht mit meinem Partner?«

Frauen erhoffen sich Antworten von medizinischen Untersuchungen. So unangenehm oder auch weitreichend eine Diagnose sein kann: Es ist häufig leichter zu ertragen, wenn wir wissen, womit wir rechnen oder umgehen müssen. Wir fühlen uns nicht länger ohnmächtig oder einem Zustand ausgesetzt, in dem wir handlungsunfähig sind.

Je nach emotionaler Belastbarkeit kann es schon zu diesem Zeitpunkt ratsam sein, ein Gespräch mit jemandem zu führen, der sich mit der Thematik auskennt.

Behutsam wird vom Therapeuten eine neue Möglichkeit angesprochen: »Haben Sie sich schon mit einem Plan B auseinandergesetzt, sollte sich Ihr Wunsch nach einem eigenen Kind nicht erfüllen?«

Da steht sie nun im Raum – diese Frage, vor der sich viele Frauen und Paare verständlicherweise fürchten. Etwas auszusprechen, das man lange nicht zu formulieren wagte, verändert das Bewusstsein. Tief schlummernde Ängste können nun zutage treten, mit denen man sich auseinandersetzen und auf die eine Antwort gefunden werden muss.

Dabei ist es nicht ungewöhnlich, wenn eine Frau im ersten Augenblick empört auf diese Frage reagieren möchte. Schließlich ist sie in die Sprechstunde oder Beratung gekommen, um genau diese Wendung nicht erleben zu müssen.

Bitte nehmen Sie jedoch die Frage nach dem Plan B als verantwortungsvollen Beratungshinweis Ihrer Therapeutin oder Ihres Therapeuten wahr. Sie/er weiß aufgrund von Erfahrungswerten, dass ein möglicher (späterer) Trauerprozess deutlich abgemildert werden kann.

Professor Wischmann berät seine Patientinnen und Patienten so: »Ich weiß, wie schwierig es für Sie ist und welche Kraft es Sie kostet. Vermutlich ist es auch kaum vorstellbar für Sie, aber wenn Sie sich jetzt schon mit einem Plan B auseinandersetzen, haben Sie eine zweite Option in der Schublade. Vielleicht werden Sie diese Option in zwei bis drei Jahren brauchen. Sollte es hoffentlich nicht der Fall sein, kann der Plan B in der Schublade bleiben.«

Diesen Plan zu erstellen, erfordert Kraft, aber auch Kreativität. Ein Plan B kann auch das Selbstvertrauen stärken, weil er unterschwellig eine Botschaft sendet: Ein Leben ohne Kind ist vorstellbar. In einer unübersichtlichen Situation kann er für ein wenig Sicherheit sorgen.

Vielleicht können Sie auf Erfahrungswerte in Ihrer Vergangenheit zurückgreifen, vielleicht müssen Sie auch etwas ganz Neues für sich erschaffen. Sie müssen nun in anderen Mustern denken, als Sie es gewohnt waren. Das ist möglicherweise für Sie momentan sehr anstrengend.

Ein Blick auf Ihr bisheriges Leben liefert Ihnen vielleicht erste Ideen und Ansatzpunkte, die Sie hier notieren können.

* Welche Aktivität spendet Ihnen Freude?

_____

_____

_____

- Welche interessanten Unternehmungen gäbe es?

_____

_____

_____

- Vielleicht wäre jetzt ein günstiger Zeitpunkt, um endlich die spannende Reise zu unternehmen, von der Sie schon lange träumen. Welche Regionen würden Sie reizen?

_____

_____

_____

- Möchten Sie sich vielleicht beruflich verändern? Wenn ja, wie?

_____

_____

_____

- Haben Sie schon mal mit dem Gedanken gespielt umzuziehen, was bisher nicht durchführbar war? Wann wäre es vielleicht möglich? Und wohin möchten Sie ziehen?

_____

_____

Es geht hierbei nicht um schnellen Trost oder die Annahme, dass gleichwertiger Ersatz für ein Kind zu bekommen ist. Es geht vielmehr darum, das Leben eventuell neu sortieren zu können und sich auf diesem Weg positive Anker zu setzen. Es ist hilfreich, sich ein Bild davon zu erschaffen, wie die neue Lebenssituation aussehen könnte.

Viele Frauen in meiner Praxis geraten nun in Konflikt mit einem Glaubenssatz: »Du musst positiv denken, sonst ziehst du das Negative an.« So oder ähnlich könnte er lauten.

Übersetzt soll es bedeuten: »Wenn ich bereits an die Möglichkeit des Scheiterns denke und mir Gedanken dazu mache, dann beschwöre ich diese Situation ja förmlich herauf. Ich muss positiv denken, denn nur dann kann auch Positives passieren.«

Das mag für viele Bereiche in unserem Leben gelten, doch für den Herzenswunsch, ein eigenes Baby zu bekommen, gilt das nicht. Eine Frau kann schließlich auch im Umkehrschluss, sollte sie sich kein Kind wünschen, eine Empfängnis durch die Kraft ihrer Gedanken nicht verhindern.

Sie dürfen sich an dieser Stelle frei machen von dem Positiv-denken-Druck. Wie wäre es, wenn Sie ihn umbenennen in eine realistische Auseinandersetzung mit einer möglichen Option in Ihrem Leben? Man könnte es auch als einen frühzeitigen verantwortungsvollen Umgang mit seinen Ressourcen betrachten.

Und führen Sie sich vor Augen, dass Plan B eine Alternative ist, also eine Möglichkeit, die man anstelle einer anderen wählen kann oder manchmal auch muss.

Übrigens ist diese Methode – die Vorwegnahme von etwas Schlimmem – beileibe keine neue Strategie. Seneca war ein römischer Philosoph (geboren 4 v. Chr., verstorben 65 n. Chr.). Er verfasste eine Trostschrift, in der geschrieben stand: »[Wir leiden so sehr,] weil wir uns kein Übel vorstellen, ehe es eintritt [...]. Was man lange vorher (in Gedanken) durchlaufen hat, überfällt Einen nicht so plötzlich. [...] Wer (aber) in die Zukunft hinausschaut, der entzieht dem Übel, wenn es da ist, seine Kraft.«[12]

Wenn Sie einen Plan B erstellt und ihn in Gedanken durchlaufen haben, können Sie ihn tatsächlich in die Schublade stecken. Sie haben Zeit, Energie und Kraft in die Erstellung investiert und können jederzeit darauf zurückgreifen.

Plan B leben

Ihren persönlichen Plan B zu leben bedeutet, Ihr Leben neu auszurichten. Das ist eine große Aufgabe, denn auf einmal ist Ihr Hauptthema fort, das lange Zeit Ihr Fühlen, Denken und Handeln bestimmt hat.

Einige Herzensmütter haben ihre Empfindungen zu diesem Zeitpunkt mit einer »Leere« verglichen, die gefüllt werden musste. Es kann gut sein, dass Ihnen erst mal nichts einfällt, um diese spürbare Leere zu füllen. Das ist nicht ungewöhnlich und braucht Sie nicht zu ängstigen.

Wer aber über einen Plan B bereits nachgedacht hat, kann sich nun aus den eigenen Vorschlägen einen Punkt heraussuchen. Versuchen Sie nicht, alles sofort umzusetzen, sondern probieren Sie aus, was sich gerade jetzt für Sie gut und passend anfühlt.

Seien Sie nicht traurig, wenn Sie zunächst rein rational handeln und die Umsetzung Ihres Plans nicht sofort die entstandene Lücke füllt.

Schenken Sie sich Zeit, sich an die neue Situation im Leben zu gewöhnen. Wenn Sie viele Monate oder auch Jahre in der aktiven Kinderwunschzeit verbracht haben, brauchen Sie unter Umständen ähnlich lange, um sich neu zu sortieren und zu orientieren.

Manchmal fühlt es sich an, als müsste man neu laufen lernen. Machen Sie sich bitte dabei Folgendes bewusst: Sie haben als erwachsene Frau einen reichen Erfahrungsschatz und können darauf zurückgreifen. Als wir klein waren, hat das Laufenlernen auch eine Weile gedauert und klappte nicht von heute auf morgen. Bestimmt sind Sie auch einmal gestolpert oder haben das Gleichgewicht verloren. Mit zunehmender Routine gewannen Sie jedoch Sicherheit, und irgendwann kam der Tag, an dem Sie nicht mehr darüber nachdenken mussten.

Herzensmutter Elisabeth hat ihren individuellen Plan B wie folgt beschrieben (siehe Seite 42):

»Mir haben mein Beruf und meine Patientinnen geholfen. Die vielen Kontakte tun mir gut. 70 Prozent meiner Patientinnen kenne ich nun seit 25 Jahren. Wenn ich morgens in meinen Terminkalender schaue, freue ich mich auf sie.

Sie sind mit mir alt geworden. Inzwischen habe ich auch junge Mädchen als Patientinnen, die ich schon als Embryo kannte (von den Ultraschalluntersuchungen). Das ist einfach wunderbar! Es ist toll, wenn ich die jungen Mädchen hier sitzen habe und sie zu all ihren Fragen beraten kann. Mein Beruf ist meine Erfüllung.«

Kapitel 4
Der Umgang mit distanzlosen Fragen
und gut gemeinten Ratschlägen

» Und … habt ihr Kinder?« Viele Menschen stellen diese Frage offen und unverfänglich, als würden sie sich nach dem Beruf ihres Gegenübers erkundigen oder danach, was ihr Gesprächspartner studiert hat. Für viele Frauen mit einem unerfüllt gebliebenen Kinderwunsch ist diese Frage jedoch weder harmlos noch leichtzunehmen.

Der Frage nach eigenen Kindern begegnet man bei vielen Gelegenheiten: bei Festen, einem geschäftlichen Essen, einer lockeren Party oder unter Urlaubsbekanntschaften. Was für viele Menschen das Normalste auf der Welt für einen Small Talk ist, entpuppt sich für betroffene Frauen als Beginn einer unangenehmen Gedanken- und Gefühlskaskade.

Sie mussten vielleicht erfahren, dass es mit einem einfachen Nein oftmals nicht getan ist. Der Gesprächspartner fragte noch einmal nach: »Warum denn nicht?« Auch die provokant-flapsige Variante »Wollt ihr nicht oder könnt ihr nicht?« ist vielen Frauen bekannt.

Wenn sich nun noch gut gemeinte Ratschläge, Tipps und Geschichten von Frauen oder Paaren aneinanderreihen, wie es dennoch mit dem eigenen Kind geklappt hat, fühlt sich eine Frau mit unerfüllt gebliebenem Kinderwunsch oftmals sehr unwohl und teilweise auch bedrängt. Einer sensiblen Frau kommen womöglich die aus der Kinderwunschzeit bekannten Gefühle des Versagens wieder hoch.

»Haben andere Paare ihre Probleme besser gelöst?«

»Haben wir etwas übersehen?«

»Hätten wir noch etwas tun können?«

Auch die Auseinandersetzung mit dem eigenen religiösen Glauben kann für manche Frau zermürbend sein. Von dem Glauben zugewandten Frauen höre ich in meiner Praxis oft die Frage »Was kann Gott dagegen haben, dass wir ein Kind bekommen?« und wie sehr sie darüber ins Hadern geraten.

Dem Gesprächspartner ist vermutlich gar nicht bewusst, was seine direkte Frage nach Kindern auslösen kann. Es scheint, als gäbe es unsichtbare Grenzen, die oftmals nur Menschen erspüren können, die eine ähnliche Geschichte erlebt haben. Man selbst ist sensibilisiert und empfindsam für diese Bereiche. Doch das muss anderen Menschen nicht so gehen.

Immer wieder begegnet man auch solchen, die Vermutungen anstellen, dass es eine Entscheidung gegen Kinder und zugunsten der Karriere gegeben haben muss. Dass es hingegen vielschichtige und vielfältige andere Gründe haben kann, scheint nicht in ihrem Bewusstsein nicht vorzukommen.

Herzensmutter Paula hat diese Erfahrung als schmerzlich empfunden (siehe Seite 120):

»Es ist und bleibt ein sehr sensibles Thema, und ich würde mir wünschen, dass man kurz nachdenkt, bevor man den Mund aufmacht. Kinderlosigkeit ist oft eine Entscheidung, die man selbst gar nicht gefällt hat.«

Für eine Frau mit unerfüllt gebliebenem Kinderwunsch ist die Beantwortung dieser Fragen mit Schmerz und der Offenbarung ihrer Verletzlichkeit verbunden. Es fällt verständlicherweise schwer, gleichzeitig Haltung zu wahren und den Gesprächspartner auf Distanz zu halten. So manche Frau kommt in den inneren Konflikt, sich einerseits selbst zu schützen und andererseits höflich und freundlich zu bleiben. Das ist nicht leicht und erfordert oft enorme

Kraft. Nicht selten ziehen sich Frauen in der Folge aus gesellschaftlichen Zusammenkünften zurück, um diesen Situationen nicht mehr ausgesetzt zu sein.

Für einen überschaubaren und kurzen Zeitrahmen kann das sehr hilfreich sein. Man kann sich sammeln, die Wunden lecken und wieder Kraft tanken. Auf längere Sicht sollten ein Rückzug und eine damit verbundene Isolierung jedoch keine Lösung sein.

Es ist also ganz entscheidend, sich für diese Art Fragen zu wappnen und seine persönliche Antwort darauf zu finden. In meiner Praxis trainiere ich bei Bedarf den Umgang mit diesen und ähnlichen Situationen, um die Frauen zu stärken, damit sie die Begegnungen kraftvoll überstehen.

Antworten trainieren

Was kann man tun? Zunächst sollten Sie notieren, wann Sie ganz konkret betroffen sind. Gibt es Menschen, denen Sie immer wieder begegnen und die in die Wunde stechen, oder sind es eher unangenehme Situationen, mit denen Sie regelmäßig konfrontiert werden? In welchen Momenten fühlen Sie sich am schwächsten, und welche distanzlose Frage, welcher gut gemeinte Rat, welcher Tipp treffen Sie am tiefsten?

_____

_____

_____

_____

_____

Stellen Sie sich diese Situation vor und fühlen Sie einmal in sich hinein, was Sie dann am liebsten antworten würden. Es gibt keine Grenzen und keine Etikette für dieses Gedankenspiel. Es gibt kein Richtig oder Falsch, denn jede Frau ist unterschiedlich.

Mögliche Antworten auf die Frage »Haben Sie Kinder?« wären:

- »Nein.« Und Sie wechseln das Thema. Das darf sehr banal sein: »Wissen Sie, wo die Toiletten sind?«
- »Nein, wir haben keine Kinder.«
- »Nein, wir haben keine Kinder, und das ist unsere Privatangelegenheit.«

Von Frau zu Frau fällt die Antwort anders aus. Während es einer Frau leichter fällt, offensiv zu antworten, wird die andere kreativ und dreht den Spieß eventuell auch mit einer Gegenfrage um, die ebenfalls sehr persönlich ist.

Sie können sich auch eine Abfolge von Antworten ausdenken, die für Sie passen. Je nachdem, wie intensiv Ihr Gegenüber fragt und nachhakt, können Sie stufenweise nachlegen. »Das geht Sie gar nichts an.« Oder: »Ich habe keine Lust, mit Ihnen darüber zu reden.«

Damit es aber zu keinem unangenehmen Kräftemessen wird, ziehen Sie auch die Möglichkeit in Betracht, sich einfach umzudrehen und zu gehen. Das ist mehr als in Ordnung.

Sollten Sie zu den schüchternen Frauen gehören, ist das auch kein Beinbruch. Fragen Sie eine vertraute Person, mit der Sie im Vorfeld eine Antwort gemeinsam erarbeiten können.

Schreiben Sie nun Ihre eigene Antwort auf und kürzen Sie sie auf ein Minimum. Gerade so, dass sie aussagekräftig und für Sie passend ist.

Wichtig ist, dass Sie Ihre persönlich passende Antwort finden und sie einüben. Das kann man mit der vertrauten Person üben oder auch allein in einer ungestörten Situation – im Auto, im Badezimmer vor dem Spiegel oder bei einem Spaziergang in der freien Natur, wo niemand mithören kann.

Wiederholen Sie das Frage-und-Antwort-Spiel so lange, bis Sie die Antwort klar und sicher aussprechen können und das nonverbale Signal mitschwingt: »Stopp! Bis hierhin und nicht weiter.«

Je kräftiger und sicherer die eigene Stimme dabei ist, desto eher wird der Gesprächspartner von einer weiteren Befragung ablassen. Unterstützen können Sie Ihre Stimme, indem Sie aufrecht stehen und die Schultern zurücknehmen. Wenn Sie mögen, können Sie während der privaten Übungsphase auch noch mit Ihrer Hand ein deutliches »Stopp-Zeichen« signalisieren.

Grenzen setzen bei Tipps und Ratschlägen

In Krisensituationen sind wir offen für Ratschläge und Tipps, denn eventuell offenbart sich dadurch eine Lösung, ein neuer Ansatz oder eine Entscheidungshilfe. Zeitgleich spüren wir aber sehr schnell und deutlich, dass dieser Ratschlag aus der Welt eines anderen Menschen kommt – vermutlich von jemandem, der nicht ungewollt kinderlos geblieben ist. Er kann nicht wissen, wie es Ihnen geht, was Sie denken oder fühlen und gerade brauchen. Er handelt nur aus seiner Perspektive und Erfahrungswelt heraus.

Häufig werden Geschichten oder Ratschläge auch aufgrund von Hilflosigkeit mitgeteilt. Viele Menschen, vielleicht auch in Ihrem direkten Umfeld, wissen mit der Situation nicht umzugehen. Sie sind bei dem Thema überfordert oder kennen sich vielleicht nicht gut mit den besonderen Anforderungen dieser Krisenzeit aus. Geben Sie den Ratschlägen und Tipps keinen Raum und Einfluss. Sie dürfen sich schützen und abgrenzen.

Auch Professor Dr. Tewes Wischmann rät Betroffenen zu einer klaren Antwort in aller Deutlichkeit: »Sagen Sie: ›Das ist nett gemeint, hilft uns jetzt aber nicht. Wir brauchen solche Ratschläge nicht.‹« So wissen die Menschen in Ihrem Umfeld auch, dass sie sich zukünftig Ratschläge eher verkneifen sollten.

Versuchen Sie, sich von dem Gedanken daran frei zu machen, was andere nun denken könnten. Es spielt keine Rolle. Machen Sie sich klar, dass Ihr Gegenüber erwachsen ist und mit der Situation klarkommen wird.

Haben Sie schon einmal erlebt, dass ein Kind Sie fragt: »Hast du auch Kinder?« Hier werden Sie vermutlich anders reagieren, denn Sie spüren, dass die Frage mit einer anderen Energie und Intonation gestellt wird. Sie ist aus echtem Interesse erfolgt. Kinder führen keinen Small Talk.

Die Zeit des Kinderwunsches hat schon viel Ihrer Kraft gekostet. Der Abschied vom Kinderwunsch ist noch einmal eine Etappe, deren Bewältigung an die Reserven geht. Daher ist es ratsam, sorgsam mit den Energien umzugehen und sich Unterstützung zu holen.

In der Zeit des Abschieds vom Kinderwunsch braucht es neben den Ruhephasen auch den stetigen Kontakt mit anderen und das Teilhaben an Aktivitäten. Ein Rückzug in Krisenzeiten ist wichtig und notwendig, doch die Gesellschaft anderer Menschen ist ebenso wichtig, wenn es Ihnen wieder besser geht. Sie bietet Ihnen die Möglichkeit aufzutanken und neue, andere Eindrücke zu sammeln.

Erleichtern Sie sich den Umgang mit gut gemeinten Tipps und Ratschlägen und entschärfen Sie die Situation, indem Sie Ihren Antwortsatz von nun an sicher und zügig entgegnen können.

Sie werden ein wenig Zeit brauchen, doch es wird Ihnen immer besser gelingen. Es kann durchaus sein, dass Ihnen die Fragen und Ratschläge nach wie vor einen Stich versetzen. Doch mit dieser Strategie haben Sie die Chance, dass Sie nicht ganz so tief getroffen werden und Sie den Rest des Tages oder Abends weiterhin gut bewältigen – und vielleicht sogar ein wenig genießen können.

Ich habe mein Wunschkind aus Liebe zu einem Mann hintangestellt

Jutta (60), Unternehmerin

Es ist mir ein inneres Anliegen, Frauen zu vermitteln, dass ein Leben mit Kindern schön ist, ein Leben ohne eigene Kinder aber auch schön sein kann. Das Wort »Herzensmutter« hat für mich etwas mit der inneren Zufriedenheit zu tun, Mutter zu sein, oder aber auch *nicht* Mutter zu sein. »Herz« und »Mutter« gehören für mich zusammen.

Als ich den Kinderwunsch hatte, verband ich damit das intensive Bedürfnis zu erfahren, wie es ist, wenn ein Kind im Bauch heranwächst. Was das mit mir machen würde und was es mit dem Kind machen würde. Wie wir beide zusammenwachsen und das Kind hoffentlich dann auch mit dem Vater. Ich wollte wissen, wie eine Geburt ist, wie sich das anfühlt, und wollte wissen, wie es ist, wenn das Kind das erste Mal nach deinem Finger greift. Jede Phase bis zum Erwachsensein hätte ich gern miterlebt.

Mit 20 habe ich Folgendes gedacht: »In drei bis vier Jahren bekommst du dein erstes Kind, und dann kommt bald das zweite.« So war es geplant. Ich habe meine Jugendliebe auch deshalb geheiratet, weil irgendwie klar war, dass ich mit diesem Mann Kinder bekommen würde.

Doch dann haben wir uns schnell auseinandergelebt. Ich war innerlich schon nicht mehr bei ihm, versuchte aber immer noch, meinen Kinderwunsch zu realisieren. Damals gab es noch nicht die heutigen Möglichkeiten, aber ich habe alles gemacht, was ging. Arztbesuche, Temperatur messen, Sex nach Kalender … obwohl ich diesen Mann schon verlassen wollte. Der Kinderwunsch war so groß, dass ich alle vier Wochen, wenn ich wieder meine Periode bekam, heulend im Bett lag. Das ging vom 23. bis zum 30. Lebensjahr so. Hinzu kam der äußere Druck. Man wird als Frau nur dann als vollwertig angesehen, wenn man auch ein Kind hat. Ich wurde häufig gefragt: »Wann kommt denn bei euch endlich Nachwuchs?« Ich habe mich auch selbst immer stärker unter Druck gesetzt.

Irgendwann beschlossen wir – nachdem nichts passierte –, dass mein Mann zur Untersuchung gehen sollte. Es stellte sich heraus, dass seine Samenfäden zu langsam waren, dass es also an ihm lag. Das wollte er nicht einsehen, er schickte mich zu einer weiteren Untersuchung zu seinem Arzt. Dort wurde ich unter furchtbarsten Bedingungen untersucht. Das würde ich nie wieder wollen, und ich weiß heute nicht, warum ich das mit mir habe machen lassen. Vermutlich, weil es meinem innersten Wunsch entsprang: Es muss doch möglich sein, dass wir beide ein Kind bekommen.

Kurz bevor ich 30 Jahre alt wurde, habe ich mich von meinem damaligen Mann getrennt. Nicht, weil es Zeugungsschwierigkeiten gab, sondern weil ich nicht mehr in dieser Beziehung, die eh schon lange nicht mehr harmonisch war, leben wollte. Mich belastete – zusätzlich zu allen anderen Problemen – schwer, dass er in einer vorangegangenen Beziehung ein uneheliches Kind gezeugt hatte. Mit dieser Frau hatte er nur wenige Male Sex gehabt – und dennoch wurde sie schwanger. Folglich dachte ich: »Mit *mir* klappt es nicht, also muss die Schuld bei mir liegen.« Das hat zu Tränen und starker innerer Zerrissenheit geführt. Ich fühlte mich nicht vollständig.

Wenn ich auf die Stationen meiner Kinderwunschzeit zurückblicke, kann ich sagen, dass die Anfangsphase recht entspannt war. Wir planten ein Kind, auch wenn die Ehe nicht perfekt funktionierte. Diese Zeit war jedoch von der Vorfreude geprägt, irgendwann Nachwuchs zu haben. Parallel dazu wurde der Hausumbau und -anbau bei seinen Eltern geplant. Ich arbeitete damals viel und konnte meine ersten Karriereerfolge verzeichnen. Für mich war klar, dass ich auch mit Kind wieder arbeiten gehen würde. Ich hatte einen tollen Job, und mit Oma und Opa würden wir das alles hinbekommen.

Dann kam die harte Zeit, in der ich mich immer wieder fragte, warum ich eigentlich nicht schwanger wurde. Ich habe nur zwei Jahre die Pille genommen, mir die Spirale ziehen lassen und nie weiteren Einfluss auf meinen Hormonhaushalt genommen.

Ich hatte ein gutes Körpergefühl, wusste genau, wann meine fruchtbaren Tage waren, und war entsprechend verzweifelt, dass wir kein Kind bekamen. Ich war betrübt, traurig und konnte mit keinem darüber reden. Die meisten anderen Menschen verstanden meinen Kummer nicht, und damals habe ich mir keine professionelle Hilfe geholt. So weit war ich einfach noch nicht.

Als ich mich dann von meinem Mann getrennt hatte, fing für mich trotz des Kinderwunsches ein neues Leben an. Das war eine schöne Phase, und die Sehnsucht nach einem Kind rückte ein wenig in den Hintergrund. Ich lernte einen jüngeren Mann kennen, der gleich sagte, dass er keine Kinder haben wollte. Er glaubte, nicht für ein Kind sorgen zu können. Ich habe mich danach gerichtet. Ich entschied mich für die Beziehung und gegen ein Kind.

Doch nach dieser Entscheidung fiel ich langsam in eine depressive Verstimmung. Zunächst waren die Symptome kaum wahrnehmbar, doch je mehr ich den Kinderwunsch unterdrücken musste, desto trauriger und depressiver wurde ich.

Darunter habe ich sehr gelitten. Aber ich habe an der Beziehung festgehalten, weil sie mir sehr viel wert war. Dieser Mann war immer ehrlich zu mir und hat mir nie etwas vorgespielt. Ich dachte also: »Okay, dann lasse ich das mit einem Kind.«

Wir haben nicht verhütet. Ich kannte meinen Körper sehr gut, und wir haben niemals miteinander geschlafen, wenn ich meine fruchtbaren Tage hatte.

Mein neuer Partner ist sehr intensiv auf mich eingegangen, hat mir alles andere ermöglicht, wovon ich immer geträumt hatte – bis auf das Baby. Wir hatten eine tolle Partnerschaft, haben viel gemeinsam unternommen. Aber er sagte ganz klar Nein zu einem Kind – und ich hoffte immer, er würde seine Meinung ändern.

»Wenn wir erst mal zwei Jahre zusammen sind, dann wird er das sicher anders sehen«, machte ich mir Mut.

Ich war 33 Jahre alt, als ich realisierte, dass er seine Meinung nicht ändert.

Ich hätte ihn verlassen oder hinter seinem Rücken meine fruchtbaren Tage nutzen können. Aber das hätte ich nie gemacht, denn ich wollte ihn nicht reinlegen. Das ist nicht meine Art. Aber ich habe darunter sehr gelitten, da ich mich endgültig entscheiden musste: zwischen ihm und einem anderen Mann, mit dem ich ein Kind haben konnte. Das war eine unglaublich bedrückende Zeit. Ich bekam Allergien, Hautausschläge und ging durch harte emotionale Phasen.

Auf der anderen Seite stieg ich gerade in dieser Zeit auf der Karriereleiter mehrere Stufen nach oben. Das war meine Art der Kompensation: Ich hatte Erfolg im Beruf, Erfolg bei dem, was ich tat. Und erneut drängte ich den Kinderwunsch in den Hintergrund.

Wieder begann eine neue Phase. Ich lernte einen Mann kennen, der mich sofort geheiratet hätte und mit mir Kinder haben wollte. Ich entfernte mich von meinem damaligen Partner und stürzte mich in diese Affäre. Ich zog sogar kurzzeitig zu dem neuen Mann und dachte: »Das ist jetzt der Richtige!«

Aber ich bemerkte, dass diese Liebe nicht so groß war wie die zu meinem bisherigen Partner. Und ich musste mir eingestehen, dass ich mich auf die Affäre ausschließlich wegen des Kinderwunsches eingelassen hatte. Diese Erkenntnis traf mich hart. Mir wurde bewusst, dass ich diesen Mann ausnutzte. Er war so lieb zu mir, und ich habe die Zeit mit ihm genossen. Er hat mir so viel gezeigt: Italien, die Möglichkeit des Auswanderns, irgendwo anders am Meer leben – das faszinierte mich. Doch ich beendete die Affäre.

Zwischen 33 und 34, als ich mich damit beschäftigte, dass ich mit dem Mann, mit dem ich zusammenlebte, keine Kinder haben würde, schwand die Hoffnung auf ein eigenes Kind immer mehr. Ich suchte Unterstützung bei einer Therapeutin. Während der Sitzungen stellte sich heraus, dass ich mich endgültig von meinem Partner hätte trennen müssen, wenn ich eigene Kinder haben wollte. Und das konnte ich nicht.

Ich habe dann in verschiedenen Ritualen von meinem Kinderwunsch Abschied genommen. Es hat lange gedauert, begleitet von vielen Tränen, vielen niedergeschriebenen Worten und intensivsten Gefühlen. Ich habe einen Brief geschrieben, ihn in eine Schachtel gelegt und verbrannt. Unzählige Bücher habe ich gelesen, oft auf dem Sofa gelegen und nur geweint.

Das war für mich ein absoluter Tiefpunkt. Die Trennung von dem Mann, der mir die Welt zeigen und Kinder mit mir haben wollte, war nicht so schwierig wie die Zeit, in der ich mich mithilfe der Rituale von dem Kind verabschiedete.

Für mich gibt es keine Zufälle. Zu jenem Zeitpunkt war ich wegen meiner Allergien in homöopathischer Behandlung bei einer Medizinerin, deren Schwerpunkt die Homöopathie ist und die auch eine therapeutische Ausbildung absolviert hatte.

Diese Ärztin brachte mich erstmals darauf, dass die Allergie etwas mit meinem Inneren zu tun hat. Als wir uns näher kennenlernten, erzählte ich ihr von meinem unerfüllten Kinderwunsch, und sie nahm mich an die Hand und führte mit mir intensive Gespräche über das Thema. Es war keine klassische homöopathische Behandlung, sondern eher der Ansatz einer Therapie. Ich hatte großes Glück, sie gefunden zu haben. Sie verknüpfte die homöopathische Behandlung mit hilfreichen therapeutischen Sitzungen.

Ich bin autodidaktisch veranlagt, wenn mich ein Thema berührt. Also besorgte ich mir Literatur und setzte mich erst einmal mit meinem inneren Kind auseinander. Das war ein Schlüsselerlebnis für mich.

Ich habe viel Trost in Büchern gefunden – anders als bei den Menschen in meinem Umfeld, denn von denen verstand mich niemand. Ich habe mich irgendwann auch nicht mehr geöffnet.

Ich war mir stattdessen selbst eine Stütze. Dadurch, dass ich mich intensiv mit dem Thema beschäftigt habe, habe ich eine innere Kraft erfahren. Oft habe ich mir die kleine Jutta angeschaut. Das mache ich heute noch, da ich das sehr wichtig finde – sie ist ein Teil von mir, der bleibt. Und mit diesem Teil von mir spreche ich regelmäßig.

Wenn ich jetzt darüber rede, fällt mir ein, dass die Auseinandersetzung mit meinem inneren Kind sicherlich sehr hilfreich ist, dass ich ein eigenes Kind heutzutage nicht mehr vermisse. Weil ich mich selbst gefunden habe.

Meine Stütze ist meine eigene Stärke. Ich weiß jetzt, dass ich mit meinen ganzen Gefühlen »richtig« bin, dass ich nicht »falsch« bin, weil ich kein Kind habe.

Mir wurde damals von Freunden gesagt: »Du bist ja gar keine richtige Frau, wenn du kein eigenes Kind hast.« Das hatte mich in meinen Grundfesten erschüttert, und ich fand es ganz furchtbar. Aber aus heutiger Sicht muss ich sagen: »Was für armselige Menschen, die nur diese eine Perspektive haben.«

Ich glaube immer noch, dass der Druck in Sachen Kinderwunsch und schwanger werden bei den Frauen größer ist als bei den Männern. Es dauert wesentlich länger, bis der Mann in die medizinische Abklärung miteinbezogen wird, zunächst sucht man die Ursache bei der Frau. Der Druck lastet also in erster Linie auf den Frauen – sie haben perfekt zu sein, damit alles gelingt.

Es werden so viele Milliarden Kinder von Frauen geboren, und wenn du selbst nicht dabei bist, fühlst du dich wie amputiert. Das wird dir auch von deiner Umwelt gespiegelt. Die folgenden Sätze stehen exemplarisch für viele Aussagen:

»Du bist nur die Hälfte wert.«

»Du kriegst das ja nicht hin.«

»Du bist nicht fruchtbar, also bist du auch nicht vollwertig.«

Wenn man keine innere Stärke in sich findet, kann man an solchen Einstellungen und Äußerungen zugrunde gehen. Deshalb ist es so wichtig, sich Hilfe zu holen.

Über 20 Jahre ist das nun her. Mir hat damals sehr geholfen, dass ich andere Themen zugelassen habe – Spiritualität oder etwas ganz Praktisches wie eine Ayurveda-Kur. Das habe ich nach der Trennung von meinem zweiten Partner (der keine Kinder wollte) gemacht und mich in dieser Kur vor allem mit mir selbst beschäftigt. Mein Motto lautete: »Es geht jetzt mal nur um mich, und ich mache nur das, worauf ich wirklich Lust habe.«

Ich habe damals fünf Dinge aufgeschrieben, die ich gern machen möchte. Dann habe ich mit dem Finger blind darauf gezielt – und heraus kam eine Ayurveda-Kur. Ich flog das erste Mal allein in den Urlaub, reiste das erste Mal allein in eine Welt, die ich nicht kannte. Und hatte das erste Mal eine Auszeit, in der es nur um mich ging. Das war tränenreich, reinigend, und ich spürte intensiv, dass ich wertvoll und einzigartig bin. Dort habe ich angefangen, meine Stärke wahrzunehmen. Es ist nicht immer leicht, das durchzuhalten. Was bin ich wert ohne Geld, ohne Kinder, ohne die äußeren Umstände? Das herauszufinden war ein ganz besonderes Geschenk.

Ich mache mich seitdem nicht mehr so schnell abhängig von der Meinung anderer Leute. Mein Selbstbewusstsein wurde gestärkt, und ich erkannte, dass ich mich auf meine Ressourcen verlassen kann. Das klappt nicht immer, aber ich weiß genau, dass ich diese Ressourcen habe – und dafür braucht man kein Kind und keinen Mann.

Ich ziehe mein Glück aus dem Bewusstsein, dass ich einfach da bin. Ich schaue raus in die Natur und spüre: Ich bin etwas Besonderes, etwas Individuelles. Und dazu braucht es nur mich. Ich kann das kaum ausdrücken … es ist so philosophisch.

Ich war Anfang 40, als ich dann noch mal jemanden getroffen habe, einen Mann, mit dem ich gern zusammen bin – und das erste Mal nicht wegen eines Kindes, nicht nur durch den Kinderwunsch getrieben. Dieser Mann hatte mir schon nach zwei Monaten gesagt: »Wenn du ein Kind haben möchtest, können wir gern zusammen noch ein Kind bekommen.«

Ich war perplex. »Was ist denn das jetzt?«, fragte ich mich. Ich habe kurz gezögert und nachgedacht, zugleich aber gespürt: Ich möchte jetzt kein Kind mehr. Ich möchte nicht mehr ganz von vorn anfangen mit einem Kind.

Im Gegenteil: Ich hatte mir mein Leben wunderbar aufgebaut, ich war glücklich, und dann kam der Mann in mein Leben, der auch wieder jünger war und schon eine kleine Tochter hatte (sie war damals sieben Jahre alt). Von der Mutter des Kindes war er schon lange getrennt.

Ich durfte zunächst alle 14 Tage, später auch viel häufiger erleben, wie es ist, mit einem Kind zusammen zu sein. Es war ja schon etwas älter und lange raus aus den Windeln. Ich durfte auch erleben, wie es ist, mit einer Halbwüchsigen zu leben, und habe das auch sehr gern angenommen. Mir ihr konnte ich verschiedene Phasen erleben.

Heute ist sie 24 Jahre alt, und wenn sie zu mir sagt: »Es ist so toll, dass du in mein Leben gekommen bist!«, ist das etwas ganz Wunderbares für mich.

Mit zwölf Jahren hatte sie sogar den Wunsch geäußert: »Ich möchte gern bei euch wohnen.« Sie war in der Pubertät, hatte mit ihrer Mutter Probleme, was ja normal ist. Sie zog also für ein paar Wochen zu uns, und aus den Wochen wurden neun Monate. In dieser Phase war ich Mutter. Ich fühlte das auch vorher schon, wenn sie mal für ein Wochenende da war. Ich hatte mütterliche Pflichten, aber auch gefühlsmäßig war sie wie mein eigenes Kind. Ich habe der Mutter nie das Kind abgesprochen. Wir haben mit ihr bis heute ein sehr gutes Verhältnis. Ich bin nicht die leibliche Mutter des Mädchens, aber in dem Moment, wenn sie bei mir ist, ist sie wie mein Kind. Sie heißt Paula, und wenn Paula einen Rat braucht, kommt sie zu mir. Es stimmt … ich bin eine Herzensmutter.

Ich habe auch immer andere Kinder um mich herum: ein Katzenkind und seit neun Jahren einen Hund. Manche würden sagen, er ist ein Kinderersatz. Das mag sein, denn er ist für mich ein Familienmitglied. Mein Hund ist mein Herzenshund. Ich kann mich aber auch mit Menschen, die nicht Kinder sind, verbinden – zu Herzensmenschen.

Glück empfinde ich auch in der Natur, vor allem, wenn ich am Wasser bin. Ich wohne bewusst in einer ländlichen Gegend, es inspiriert mich. Ich bin gern mit mir selbst allein – vor allem in Phasen, in denen ich Kraft tanken muss –, aber auch gern mit anderen Menschen zusammen. Wenn ich mit dem Kosmos und mir vereint bin, geht es mir gut.

Einer Frau, die sich von ihrem Kinderwunsch verabschiedet, würde ich raten, einen Schritt zur Seite zu treten, raus aus dem Kinderwunschsog, aus der Spirale der Untersuchungen, der zahllosen Aktivitäten. Ich würde ihr sagen: »Versuche loszulassen und hole dir Hilfe von Menschen, die sich darauf spezialisiert haben.«

Ich würde ihr empfehlen, nach innen zu gucken und sich mit ihrem inneren Kind zu beschäftigen. Es ist sinnvoll, sich die Frage zu stellen: »Was macht mich persönlich aus, unabhängig vom Partner und der Familie?« Wenn der Partner mitmacht, umso besser. Dann fragt man: »Was für eine Schnittmenge haben wir eigentlich, worauf bauen wir auf? Was ist uns beiden wichtig – außerhalb des Kinderwunsches?« Und vor allem sollte sie sich immer sagen: »Du musst nicht perfekt sein.«

Es ist mir wichtig, dass ich meinen echten Namen hier beibehalte. Ich habe über die Jahre gemerkt, dass ich kein besonderes Vorbild sein möchte, wohl aber Erfahrungen weitergeben kann. Das tue ich als Mentorin bei Frauen, die bewusst Karriere machen wollen. Nicht auf den Schultern der anderen, sondern um zu klären: »Wo sind meine Ressourcen?«

Ich begleite Menschen, die intensive Lebensfragen haben, und deshalb ist es mir wichtig, dass man auch meinen Namen kennt.

Kapitel 5
Tipps für die Krisenzeit

Wenn Sie gerade eine schwierige Zeit erleben, spüren Sie vermutlich die Sehnsucht nach einem Strohhalm, an dem Sie sich für einen kurzen Moment festhalten können. Ihr Herz ist schwer, die Tage wechseln sich nicht mehr gleichmäßig ab: Schlechte Tage häufen sich, die guten Tage scheinen in weite Ferne gerückt.

Sie haben das Gefühl, in einer Krise zu stecken. Ihr Leben entwickelt sich in eine Richtung, die Sie gar nicht angesteuert haben. Doch es scheint wie ein unliebsamer Sog zu sein: Sie bewegen sich auf einen Gefühlsabgrund zu und fragen sich: »Wie lange kann ich das noch ertragen?« Es wäre so hilfreich, wenn uns jemand sagen könnte: »Halte noch ein wenig aus. In einer Woche wird es dir besser gehen.« Dann würden wir uns zusammenreißen und auf die nächste Woche warten.

Doch in einer Krise kann man das Ende nicht vorhersehen. Wir erkennen erst im Nachhinein, dass die Krise hinter uns liegt. In dem Moment, wenn das Herz ein wenig leichter wird, die Tage hin und wieder schöne Momente hervorbringen und sich positive Zukunftsgedanken erahnen lassen, spüren wir: Der Tiefpunkt liegt hinter uns.

Wie fühlt es sich für Sie an, wenn Sie wüssten, dass Sie nicht allein durch diesen Prozess gehen müssen? Vielen Frauen könnte schon zu einem viel früheren Zeitpunkt geholfen werden, wenn sie darüber informiert wären, dass es verschiedene Arten der Unterstützung gibt, die für sie bereitstehen.

Manch eine Frau meint, immer noch mehr aushalten zu können. Es geht ja irgendwie, wenn auch nicht besonders gut. Irgendwann kann jedoch der Tag kommen, an dem sie nicht mehr aufstehen mag oder kann – alle Kraft ist aufgebraucht.

In den vielen Jahren meiner Beratung und Behandlung hat sich gezeigt, dass Frauen und Paare erst Hilfe in Anspruch nehmen, wenn ihre Kräfte schon fast versiegt sind und die Krise sich voll entfaltet hat.

Es wäre ratsam und sogar empfehlenswert, schon viel früher im Abschiedsprozess anzusetzen und sich Unterstützung zu suchen. Niemand wird sagen: »Liebe Frau X, warum kommen Sie denn jetzt schon? So schlimm ist es doch gar nicht.« Gute und erfahrene Therapeuten werden sagen: »Liebe Frau X, es ist gut, dass Sie jetzt schon kommen!«

Dabei muss die Hilfe nicht grundsätzlich in einer auf den Kinderwunsch spezialisierten Praxis in Anspruch genommen werden. Bestimmt gibt es auch an Ihrem Wohnort oder in der näheren Umgebung psychotherapeutische Praxen, die Sie begleiten können. Eine Krisenbegleitung sowie eine Unterstützung bei Verlusten und Trauer sollte jeder Psychotherapeut anbieten können.

An manchen Orten gibt es auch speziell ausgebildete Trauerbegleiter. Sie kennen die Prozesse und Stationen eines Abschieds und können auch eine mögliche Anlaufstelle für Sie sein. Das Beratungsnetzwerk Kinderwunsch Deutschland (BKiD) ist zusätzlich eine gute Adresse, um einen kompetenten Ansprechpartner zu finden.[13]

Wir erleben oft, dass die psychotherapeutischen Praxen überlaufen sind und sehr lange Wartezeiten bestehen. Manchmal gibt es schon auf den Anrufbeantwortern den Hinweis: »Es können keine neuen Patienten angenommen werden.«

Viele Menschen brauchen Unterstützung, doch auch der Tag eines Therapeuten hat nur eine begrenzte Stundenzahl. Das ist eine schwierige Situation für alle Beteiligten. Psychotherapeut Professor Dr. Tewes Wischmann erläutert einen wichtigen Aspekt:

»Psychotherapeutische Praxen sind dazu verpflichtet, eine sogenannte Krisenintervention anzubieten. Dabei handelt es sich um bis zu zwölf Sitzungen ohne Beantragung einer Therapie. Die Therapeuten haben die Möglichkeit, die Krisenintervention bei der Krankenkasse abzurechnen. Früher musste man eine längere Psychotherapie beantragen. Das ist heute nicht mehr notwendig. Eine psychologische Praxis ist zudem auch verpflichtet, eine offene Sprechstunde anzubieten, zu der auch spontan jemand vorbeikommen kann.«

Nicht jede Frau braucht eine Therapie. Manchmal reichen auch wenige gezielte Gespräche, um eine Entlastung zu erfahren.

Psychotherapeutin Dr. Almut Dorn berichtete in unserem Gespräch: »Eine Beratung ist auch ohne Hinweise auf eine Krise sinnvoll. Es gibt Studien, die zeigen, dass viele Frauen oder Paare sich im Nachhinein eine Beratung oder Unterstützung zu einem früheren Zeitpunkt gewünscht hätten. Wenn man allen Betroffenen ein Gespräch anbieten könnte, wäre das ideal. Auch für Reproduktionsmediziner ist es wichtig, frühzeitig hinzuschauen und nachzuhaken.«

Sorgen Sie also für sich vor. Nehmen Sie die Dinge in die Hand, die Sie steuern können. Sich in emotionalen Ausnahmezuständen über Wasser zu halten, kann gelingen, wenn man sich seinen Gefühlen nicht hilflos ausgeliefert fühlt.

Kümmern Sie sich frühzeitig um eine Begleitung, wenn Ihnen Unterstützung von außen guttut. Die eine Frau braucht das Wissen um den nächsten fest gebuchten Termin. Eine andere Frau ist vielleicht froh, wenn Sie punktuell Unterstützung in Anspruch nehmen kann.

Bewährt hat sich auch das bewusste Anlegen und Festhalten einer »Energie-Liste«. So können Sie in weniger guten Zeiten, wenn Ihnen nichts Hilfreiches einfallen mag, darauf zurückgreifen.

Gestalten Sie Ihr persönliches positives Gegengewicht, indem Sie sich Antworten zu den folgenden Fragen notieren.

- Was gibt mir zuverlässig Energie?

_____

_____

_____

_____

- Woraus schöpfe ich Kraft?

_____

_____

_____

_____

_____

- Welche Orte tun mir gut (zum Beispiel das Meer, die Berge, der Wald oder vielleicht eine Stadt)?

_____

_____

_____

_____

- Welche Menschen kann ich ansprechen?

_____

_____

_____

_____

- Welche Bewegungsart erfüllt mich mit Wohlbefinden?

_____

_____

_____

- Das möchte ich mir gönnen: einen Urlaub (oder eine andere besondere Auszeit)?

_____

_____

_____

Krisenbewältigungstipp für den Alltag

Planen Sie Ihre Krise regelrecht ein, wenn emotional bedeutsame Erlebnisse oder Veränderungen in Aussicht stehen, die von Ihnen als kritisch wahrgenommen werden könnten. Wenn Sie sich nicht sicher sind, ob Ihre momentanen Bewältigungsstrategien ausreichen, beugen Sie mit Ihrer persönlichen »Krisenintervention« vor.

Nehmen wir an, Sie haben nächste Woche eine wichtige Untersuchung. Mit dem Ergebnis dieser Untersuchung werden Sie Gewissheit erlangen, ob Sie noch schwanger werden können oder ob Ihre Bemühungen zu einem traurigen und endgültigen Ende kommen.

Halten Sie für den Tag – und vielleicht auch für die darauffolgenden Tage – Ihren Terminkalender frei von Verpflichtungen oder unaufschiebbaren Arbeiten. Schaffen Sie die Möglichkeit, sich aus dem Alltag zurückzuziehen. Sollte es dann notwendig sein, können Sie sich einigeln und Ihrer Traurigkeit freien Lauf lassen.

Die zeitliche Begrenzung Ihrer Krisenplanung hat den Vorteil, dass Sie Ihre Gefühle intensiv leben können und die Gefahr, sich darin zu verlieren, vermindert ist. Ihr Alltag kann eine Stütze sein, in den Sie anschließend wieder zurückkehren.

Wann professionelle Hilfe nötig ist

Nicht jede Frau braucht zu jedem Zeitpunkt professionelle Unterstützung. In vielen Fällen hilft das offene Ohr der Freundin, die starke Schulter einer vertrauten Person oder das heilsame Gespräch mit der Mutter.

Sie kennen sich selbst sehr gut. Haben Sie in Ihrem Leben schon einmal eine psychische Erkrankung durchleben müssen? Kennen Sie depressive Episoden oder Angststörungen?

Frauen mit Erkrankungen dieser Art können eher an den Punkt kommen, an dem professionelle Hilfe ratsam ist. In der Regel kennen sie einen Therapeuten, an den sie sich in einer stark belastenden Zeit für ein Gespräch wenden können.

Doch wann immer Sie seelisch oder körperlich Symptome zeigen, die Sie nicht nach einer kurzen Zeit in den Griff bekommen, zögern Sie nicht, nach Hilfe zu fragen. Das bedeutet nicht, dass Sie psychisch erkrankt sind. Es darf Ihnen in der Krise schlecht gehen und Sie dürfen sich belastet fühlen.

Können Medikamente oder Arzneien in einer Krise unterstützen?

Auch wenn Medikamente oder naturheilkundliche Arzneien kein Ersatz für die Bewältigung der Krise sind, können sie den Prozess unterstützen.

So gibt es je nach Ausprägung der Krise verschiedene Abstufungen – angefangen mit pflanzlichen Arzneien wie Urtinkturen über Naturheilmittel wie Johanniskraut-Präparate bis hin zu klassischen Antidepressiva. Letztere sind verschreibungspflichtig und werden bei Bedarf von Ihrem betreuenden Arzt empfohlen.

Professor Dr. Ingrid Gerhard, Fachärztin für Frauenheilkunde, Naturheilverfahren und Umweltmedizin, vertritt folgenden Standpunkt:

»Von medizinischer Seite aus kann es tatsächlich manchmal ratsam sein, ein Antidepressivum zu verschreiben, damit die Patientinnen nicht total im Keller sind und wieder aktiv und lebensfähig werden. Man braucht für eine vorübergehende Zeit keine Angst vor einem Antidepressivum zu haben. Es hat immer noch seine Berechtigung bei Frauen, die offen dafür sind und bei denen die Gegebenheiten günstig sind. Die Homöopathie kann ebenfalls helfen, die Bachblütentherapie und auch die TCM. Es gibt aus der Naturheilkunde viele Pflanzen, die man empfehlen kann.«

Haben Sie Vertrauen in Ihre Fähigkeiten. Sie dürfen in einer Krise durchhängen, die Decke über den Kopf ziehen, alle Gefühle ausleben – und frühzeitig Hilfen annehmen.

Die Kraft, eine Krise zu bewältigen, liegt in Ihnen. Manchmal brauchen wir jedoch erfahrene Unterstützung, diese Kraft zu wecken, um uns ihrer bewusst zu werden und sie zu unserem Wohl zu nutzen. Die Energie, die durch die schrittweise Bewältigung der Krise zurückkehrt, steht Ihnen für Ihre nächsten Schritte wieder zur Verfügung.

Wie können Sie als Angehörige, Freunde oder Kollegen mit der Krisenzeit eines Menschen umgehen?

Sie bemerken, dass es einer Frau in Ihrem näheren Umfeld nicht gut geht. Dieser Zustand hält nicht nur ein bis zwei Tage an, sondern erstreckt sich über Wochen oder Monate. Und Sie wissen nicht genau, wie Sie sich verhalten sollen.

Wenn die betroffene Frau Sie nicht einweiht und um Hilfe fragt, müssen Sie abwägen. Es ist eine Gratwanderung, denn einerseits kann es sein, dass sie hofft, angesprochen zu werden, andererseits kann eine Ansprache genau das Falsche sein.

Wenn Sie generell in näherem Kontakt mit ihr sind, könnten Sie folgendermaßen vorgehen und in einem ruhigen Moment sagen: »Ich habe den Eindruck, es geht dir nicht so gut. Du sollst wissen, dass ich für dich da bin.« So kann die betroffene Frau entscheiden, ob sie Ihre ausgestreckte Hand annehmen möchte – und auch in welcher Intensität. Akzeptieren Sie jedoch, wenn es vielleicht keine Rückmeldung gibt oder Sie eine Zurückweisung erleben. Ein Nachhaken oder erneutes Nachfragen würde vermutlich nicht passend sein.

Wenn sie sich Ihnen von sich aus öffnet, hören Sie zu. Es geht vor allem darum, präsent zu sein und dem Menschen das Gefühl zu geben: »Ich bin bei dir und ich nehme an deinem Leben und Erleben teil. Ich stütze dich.«

Es geht um das Mitleben, nicht um das Mitleid.

Die betroffene Frau braucht keine Tipps oder Ratschläge – es sei denn, Sie waren auch einmal in dieser Situation und werden um Ihre Erfahrungen gebeten.

Wenn Sie nun völlig ratlos sind, wie Sie sich verhalten können, fragen Sie nach: »Wie möchtest du, dass ich mit der Situation umgehe? Was tut dir momentan gut?« In der Regel kann Ihnen die Frau eine klare Antwort darauf geben.

Bitte beachten Sie: Sollten Sie gerade selbst in einer schwierigen Lebenssituation stecken oder mit anderen Problemen belastet sein, dürfen Sie das auch klar äußern. Ihr Gegenüber steckt in einer existenziellen Krise. Das hat ein starkes Gewicht. Und sollten Sie momentan nicht in der Lage sein zu unterstützen, machen Sie das bitte von vornherein klar. Ihre Gesprächspartnerin wird das verstehen, denn an diesem Punkt in ihrem Leben befindet sie sich gerade auch.

Kapitel 6
Trauer und Schmerz

Nicht jede Frau erlebt das Abschiednehmen in gleicher Weise. So habe ich während der Recherche für dieses Buch auch mit Frauen gesprochen, für die der Abschied vom eigenen Kind einfach irgendwann abgeschlossen war. Er schlich sich etappenweise in ihr Leben und war plötzlich vollzogen. Eine Frau berichtete mir am Telefon: »Es passierte einfach.«

Möglicherweise erlebt eine andere Frau wiederum die Gewissheit, kein eigenes Kind bekommen zu können, als den schlimmsten Schicksalsschlag ihres Lebens. Sie fällt in ein tiefes Loch anhaltender Trauer, mit körperlichen und seelischen Symptomen und der Notwendigkeit, ärztliche Hilfe in Anspruch zu nehmen.

Beide Möglichkeiten – und viele Abstufungen dazwischen – sind denkbar. Eine unterschiedliche Wahrnehmung, Empfindung und Verarbeitung sind normal und kein Grund zur Besorgnis. Wir sind Individuen, und keine Kinderwunschzeit gleicht der anderen. Keine Bewältigungsstrategie kann eins zu eins kopiert werden. Und auch die Dauer der Trauerzeit ist kein Kriterium dafür, ob etwas gut oder weniger gut gemeistert wurde.

Doch was können Sie tun, wenn die Trauer Sie erfasst hat?

Wenn der Schmerz über einen Verlust längerfristig anhält, sprechen wir von Trauer. Das ist ein emotionaler Zustand, der uns in seiner Intensität häufig zu einem Rückzug aus dem Alltag drängt. Wir möchten uns zu Hause vergraben, suchen die Einsamkeit, um uns für eine Weile auf den Schmerz konzentrieren zu können. Es tut weh. Im Herzen und manchmal auch im Körper.

Die Trauer kann Wochen, Monate und manchmal auch Jahre dauern. Es spielt dabei auch eine Rolle, ob der Kinderwunsch und Ihre Bemühungen um ein Kind eher von kurzer Dauer waren oder sich Jahre hingezogen haben.

Es ist ratsam, die Trauer zu dem Zeitpunkt anzunehmen und zu leben, an dem sie ihren Ursprung hat. Lassen Sie Ihre Trauer zu und auch die Tränen. Jede geweinte Träne ist entlastend und kann Sie nicht mehr beschweren. Viele Frauen fragen sich: »Hört das jemals auf? Ich könnte weinen und weinen und weiß gar nicht mehr, wo die Tränen noch herkommen sollen.« Mein Rat lautet dann: »Weinen Sie, bis keine Träne mehr fließt.«

Das Ganze ist vergleichbar mit einem riesengroßen Stausee, dessen Ausmaße wir gar nicht erfassen können. Er scheint mit einer unerschöpflichen Menge an Wasser gefüllt zu sein. Wenn wir jedoch die Schleuse öffnen, kann das Wasser entweichen. Der Druck lässt nach. Das Wasser – die Tränen – kann so lange entweichen, bis auch der letzte Tropfen die Schleuse passiert hat, bis das große Becken leer und schlichtweg ausgetrocknet ist. So etwas kann eine Weile dauern.

Erklären Sie diese besondere Zeit zu Ihrer Ausnahmezeit, in der Sie Ihren Blick nach innen richten dürfen. Seien Sie nachsichtig, geduldig und liebevoll mit sich selbst. Erwarten Sie nicht, gleich in der Woche darauf wieder stabil zu sein.

Die Phasen der Trauer

Das Trauern funktioniert nach keinem Schema, aber wir können gewisse Übereinstimmungen im Ablauf erkennen. Die Schweizer Psychologin Verena Kast[14] hat durch die Beobachtung von Trauernden ein Modell entwickelt, das die einzelnen Stationen erfasst und wiedergibt:

1. Die Phase des Nicht-wahrhaben-Wollens
2. Die Phase der aufbrechenden Emotionen
3. Die Phase des Suchens und Sich-Trennens
4. Die Phase des Selbst- und Weltbezugs

Es ist natürlich und normal, sich hin und wieder zu fragen: »In welcher Phase der Trauer bin ich? Stehe ich noch am Anfang oder bin ich schon über den Berg? Wie lange wird es noch dauern?«

Dr. Almut Dorn hat die komplizierten psychologischen Prozesse einleuchtend zusammengefasst:

»Ohne Trauer gibt es keinen Abschied. Das Hauptmerkmal der Trauerphasen ist, dass sich die Trauer verändert. Am Anfang fühlt es sich an, als würde man es nicht aushalten können. Über die Zeit merkt man jedoch, dass sich das Erleben verändert: Der Tunnelblick weitet sich, man kann mal wieder lachen, die Unternehmungslust steigt wieder an.«

Vielleicht ist es für Sie auch hilfreich zu wissen, dass die Trauer wellenförmig verläuft. Zunächst sind die Wellen sehr hoch, viele Wellen schließen sich direkt hintereinander an und scheinen miteinander zu verschmelzen. Im Laufe der Zeit bleiben die Wellen zwar hoch, doch sie werden einzeln wahrnehmbar. Nach einer gewissen Zeit nehmen die Wellen dann weniger hohe Gestalt an, es entstehen mehr Pausen bis hin zu dem Zeitpunkt, an dem der Sturm nachlässt und die Wogen sich glätten.

Manche Frauen schildern ihre Angst davor, dass dieser Prozess nie vorbeigeht. Sie haben das Gefühl, dass jede Welle sie wieder an den Ausgangspunkt zurückschwemmt.

Herzensmutter Sabine hat es folgendermaßen erlebt (siehe Seite 139):

»Mich begleitete jahrelang eine gewaltige Trauer, die mit einem Bündel negativer Erfahrungen gepaart war. Ich war in dieser Zeit starken Stimmungsschwankungen unterworfen. Manchmal hatte ich das Gefühl, es geht endlich wieder aufwärts, doch dann kam die Trauer zurück. Insgesamt dauerte dieser Prozess fünf bis sechs Jahre.«

Doch das ist oftmals nicht so. Nehmen Sie bewusst für sich wahr: Wie lange dauert Ihr Marsch durch das Trauertal? Wie beschwerlich ist der Weg?

Wenn Sie spüren, dass Sie heute schon viel schneller aus dem Tief hervorkommen, können Sie sicher sein: Sie befinden sich nicht mehr am Anfang Ihrer Trauerarbeit. Sie befinden sich nicht mehr am Beginn des Weges, sondern haben schon eine persönliche Art der »Trauer-Kompetenz« entwickelt, die es Ihnen möglich macht, die Trauertäler schneller zu durchwandern. Vielleicht hilft es Ihnen zusätzlich, Ihre Trauer-Kompetenz zu notieren.

_____

_____

_____

_____

Traurigkeit und die Angst vor Depressionen

»Ich habe Angst, depressiv zu werden.« Wer diese Aussage trifft, sorgt sich um seine mentale Gesundheit und befindet sich möglicherweise in einer Situation, deren Bewältigung sehr schwer erscheint. Man muss genau hinhören und auch nachfragen, wenn dieser Verdacht im Raum steht. Sind Sie furchtbar traurig, oder bahnt sich eine depressive Episode an?

Betroffene können ihren Zustand oft richtig einordnen, doch häufiger und vor allen Dingen eher erkennen es die Menschen um sie herum: der Partner, die Mutter oder die beste Freundin. Sie sind es, die mit uns leben und die Veränderungen frühzeitig wahrnehmen. Sie spüren die erdrückende Stimmung, bemerken den Rückzug und bekommen die Absagen zu den sonst regelmäßig gemeinsam durchgeführten Aktivitäten.

Wenn Ihre Stimmung mehr als traurig ist, Ihnen plötzlich alles nur noch grau erscheint und dies über mehrere Wochen anhält, kann das auf eine Depression hinweisen. Dazu müssen – so die Richtlinien – zwei der drei Hauptsymptome (fett markiert) und zusätzlich mindestens zwei der Nebensymptome zu beobachten sein:

- **eine gedrückte Stimmung,**
- **Interessen- und Freudlosigkeit,**
- **ein verminderter Antrieb/Antriebslosigkeit,**
- Schuldgefühle/Gefühle von Wertlosigkeit,
- hartnäckige Schlafstörungen,
- Appetitstörungen,
- verminderte Konzentrationsfähigkeit,
- pessimistische Zukunftsperspektiven.

Ob eine Depression vorliegt und in welchem Ausmaß (leicht, mittelgradig, schwer), kann ein Psychotherapeut gemeinsam mit Ihnen herausfinden. Sollte eine Depression diagnostiziert werden, können und sollten Sie Hilfe in Anspruch nehmen.

Erste Informationen zum Thema Depression finden Sie zum Beispiel bei der Stiftung Deutsche Depressionshilfe.[15]

Unterstützung durch Medikamente und Arzneien

So wie Arzneien und Medikamente keine Krise für uns bewältigen können, werden sie uns auch die Trauerarbeit nicht abnehmen. Sie können aber eine wertvolle Hilfe und Unterstützung bieten und Sie durch die Trauer tragen.

Sollte bei Ihnen eine Depression diagnostiziert worden sein, empfiehlt sich unter Umständen nach Rücksprache mit Ihrem Arzt ein klassisches Antidepressivum.

Wie in Kapitel 5 »Tipps für die Krisenzeit« beschrieben, stehen Ihnen in der Trauer verschiedene pflanzliche und homöopathische Arzneien zur Verfügung, die Sie begleitend anwenden können. Eine naturheilkundlich orientierte Praxis (zum Beispiel eine Heilpraktikerin oder ein Heilpraktiker) kann Ihnen die passenden Arzneien heraussuchen und verschreiben.

Ist meine Trauer bewältigt oder vielleicht nur verdrängt?

Diese Frage entwickelt sich bei Frauen häufig aus der Sorge, zu einem späteren Zeitpunkt noch einmal massiv von ihrer Trauer eingeholt zu werden. Wurden die schmerzlichen Gedanken und Gefühle vielleicht verdrängt? Wurde die Trauer frühzeitig abgewehrt? Trat die Verdrängung unbewusst ein, damit man nicht von den eigenen Gefühlen überflutet und dadurch handlungsunfähig wurde? Der Job, die Familie, die Verpflichtungen – es musste ja alles irgendwie weitergehen.

Es gibt tatsächlich eine sinnvolle Verdrängung, die eine natürliche und verständliche Reaktion ist. In diesem Fall benötigt die Frau eine gewisse Zeit zur Anpassung an die Realität – an ein Leben ohne ein eigenes Kind.

Doch wie sollen wir wissen, ob wir etwas verdrängt haben und noch etwas Zeit brauchen, um es richtig zu verarbeiten? Oder ob wir es doch in einem nicht mehr gesunden Rahmen abgewehrt haben?

Dr. Almut Dorn ist auf Psychosomatik spezialisiert und berichtet: »Es kann sein, dass der Organismus durch psychische oder somatische Symptome wieder auf das Problem aufmerksam macht. Wenn man plötzlich Ängste, Schlafstörungen oder depressive Zeiten erlebt, sollte man sich fragen, ob man nicht doch etwas zu viel auf die Seite gepackt hat. Etwas, das man sich intensiver anschauen sollte.«

Sie haben nichts falsch gemacht und es ist auch kein Zeichen von Schwäche, in diesen Situationen Hilfe anzunehmen. Es zeigt, wie verantwortungs- und respektvoll Sie mit sich umgehen und welche Kompetenz Sie entwickelt haben, die schwierigen Zeiten im Leben zu meistern.

Wir hatten kein gutes Gefühl, es in unserem Alter auf Biegen und Brechen zu probieren

Natalie (47), Texterin

Ich bin 47 Jahre alt und lebe seit sieben Jahren in einer Beziehung, in der das Thema Kinderwunsch gleich zu Anfang erörtert werden musste. Gott sei Dank haben wir in unserer Ehe und Beziehung als Paar eine gute Möglichkeit gefunden, mit dem unerfüllten Kinderwunsch umzugehen, und das auf sehr versöhnliche Weise.

Die Phase, in der mein Herz geblutet hat, liegt wesentlich länger zurück, nämlich in einer Zeit, in der Frauen klassischerweise ihre Kinder bekommen: mit Ende 20 oder Anfang 30. Zu diesem Zeitpunkt lebte ich noch in einer anderen Beziehung.

Es war eine schmerzhafte Zeit. Ich hatte einen ambivalenten Kinderwunsch, der nie richtig stringent war, denn sonst hätte ich womöglich heute Kinder.

Es gab früher und es gibt auch heute immer wieder traurige Szenen, in denen ich dieses Alternativleben mit Familie – ich sage bewusst mit Familie und nicht mit Kindern – vor mir sehe. Dann bin ich kurz traurig und sentimental.

Vom Muttersein habe ich sehr nostalgische und sentimentale Vorstellungen – und auch romantische. In den letzten Jahren habe ich mich oft gefragt, ob nicht vielleicht auch hier ein Grund für die Ambivalenz in meinem Kinderwunsch lag.

Das Bild in meiner Vorstellung sieht oftmals so aus: Ich stehe barfuß in meiner Küche, koche Marmelade und das Kind sitzt auf meiner Hüfte. Es ist natürlich ein glückliches und sehr schlaues Kind, aufgeweckt und charmant. Ich stehe da und koche diese Marmelade und lese anschließend etwas aus einem schönen Kinderbuch vor. Wahlweise aus meinen eigenen Kinderbüchern oder aus denen, die gerade neu erschienen und pädagogisch sehr wertvoll sind.

Sehr viel Idealismus, sehr viel Romantik.

In meiner Vorstellung kam es nie vor, die vollen Windeln zum Mülleimer zu bringen. Ich glaube, da liegt auch ein Hase im Pfeffer. Die erste Station bei meinem Kinderwunsch war eine typische Kohortensituation. Alle um mich herum bekamen Kinder. Meine Freundinnen waren ein kleines bisschen älter als ich, und plötzlich waren sie alle schwanger. Überall waren Kinder das Hauptthema, und gefühlt war ich die einzige Frau, die keinen Nachwuchs hatte.

Und da gab es in mir auf einmal einen ganz starken Impuls: Ich wollte das auch!

Ich war Ende 20, und ich wollte unbedingt mit diesem Mann, mit dem ich in optimalen Bedingungen lebte, Kinder bekommen. Wir waren beide selbstständig, wohnten in einer alten Mühle und hatten genug Platz für viele. Der Wunsch, jetzt und sofort Kinder zu haben, war unglaublich stark.

Mein damaliger Partner war extrem skeptisch, und das Thema Nachwuchs wurde schnell zum Kampf. Er stand immer auf der »Bremse« und sagte: »Lass uns noch ein bisschen warten mit einem Baby«, oder: »Lass uns im Urlaub in Ruhe darüber reden.«

Waren wir im Urlaub, hieß es: »Jetzt lass uns doch nicht ausgerechnet in unserem Urlaub darüber sprechen.«

Er spielte auf Zeit. Ein endgültiges Signal habe ich nie von ihm erhalten.

Ich hielt immer wieder dagegen und ließ nicht locker: »Sag bitte Ja. Wenn dir irgendetwas an mir liegt, dann muss es doch möglich sein, jetzt eine Familie zu gründen.« Es wurde sehr schnell sehr eng, und in dem Moment begann die nächste Station auf meinem Kinderwunschweg: die Zeit des Kampfes.

Ich spürte, dass ich das *jetzt* unbedingt wollte: heiraten, Kinder bekommen, glücklich sein.

Und wieder hatte ich diese romantische Vorstellung von zwei Selbstständigen vor Augen, die sich ihre Zeit frei einteilen können, die den Tag unkonventionell mit den Kindern gestalten können, bei denen der Tisch groß ist und immer jemand daran sitzt. Unsere alte Mühle war auch im echten Leben ein zentraler Meeting Point.

Das habe ich damals stets vor meinem inneren Auge gesehen, und es hatte für mich etwas sehr Verheißungsvolles – dieses Gemeinsame und der Wunsch, wertvolle Zeit miteinander zu verbringen. Erfüllend selbstständig zu sein und sich parallel liebevoll um ein Kind zu kümmern – das alles floss in mir zusammen zu einem einzigartigen Traumbild. Mit Marmelade.

Ich habe übrigens bis heute noch nie Marmelade gekocht.

Der Kampf in dieser Kinderwunschzeit wurde so intensiv, dass es auf eine Trennung hinauslief. »Na gut, wenn du wirklich kein Kind willst, dann gehe ich!«

Ich weiß heute nicht mehr, ob der Kampf tatsächlich das Entzweiende war. Ich habe meinen damaligen Partner an seine Grenze gebracht. Er war in Not – das ist mir heute klar. Wir waren in keinem Austausch mehr miteinander. Ich habe ihn nie gefragt: »Wovor hast du denn Angst?« Hatte ich vielleicht auch Angst?

In diesem Thema kann sehr viel Härte, Kampf und Kompromisslosigkeit stecken. Die Antwort auf die Frage »Kinder: ja oder nein?« hat sehr viel mit dem Stellenwert als Frau zu tun.

Ich habe mich dann getrennt und mich umgeschaut. Das Thema Kinder war dabei immer sehr präsent. Ich habe nach jemandem gesucht, mit dem ich eine Familie gründen kann. Nicht als potenzieller »Zuchtbulle«, aber die Erfüllung des Kinderwunsches war ein Gedanke, der unterschwellig immer mitgelaufen ist.

Oft bekam ich auch Rückmeldungen von Freundinnen: »Wenn du unbedingt ein Kind möchtest, dann wird es doch irgendjemanden geben, der dir beim nächsten Eisprung helfend zur Seite steht. Er muss ja auch keine Alimente zahlen oder sonstige Verantwortung übernehmen.«

Doch das kam keine Millisekunde für mich infrage. Ich wollte tatsächlich Familie. Ich habe selbst einen tollen Vater. Undenkbar, dass ich das hätte allein durchziehen müssen. Mein Kinderwunsch war immer ein Familienwunsch.

Ich fand das Familienleben wirklich schön. Miteinander zu leben, etwas weitergeben zu können und gemeinsam Zeit zu verbringen. Alles war natürlich wieder meine romantische Vorstellung.

Meinen jetzigen Mann habe ich mit 39 Jahren kennengelernt. Das war damals das letzte Aufbäumen und die dritte Station meiner Kinderwunschzeit. »Jetzt gilt es«, dachte ich.

Ich wurde schon als junge Frau oft operiert und musste mich nun erneut einer Hernien-Operation unterziehen. Eine Naht hatte sich innerlich geöffnet, und man teilte mir mit, dass man eventuell ein Netz einsetzen müsse.

Im ärztlichen Vorgespräch wurde mir dann auch mitgeteilt, dass ich mit einem Netz im Bauch keine Kinder mehr bekommen könnte.

Mein Mann und ich mussten das Thema Kinderwunsch nun relativ schnell besprechen, was ich gut fand. Ich war zu diesem Zeitpunkt viel weiter und reifer und konnte mit den Ambivalenzen besser umgehen.

Die OP wurde durchgeführt, und erfreulicherweise musste kein Netz eingesetzt werden.

Mein Mann hat einen immensen Anteil daran, dass ich mich mit meiner Situation arrangieren und mit meinem Kinderwunsch versöhnen konnte. Er ermöglichte es mir, diesen Wunsch zu behalten. Das ist etwas ganz Wundervolles, und er macht es gar nicht bewusst – nur aus seiner Liebe heraus.

Mein Mann ist Lehrer, und es kommt häufiger vor, dass ein Schulkind Probleme hat oder verzweifelt ist. Dann reden wir darüber und fragen uns manchmal: »Wenn wir ein Kind hätten … wie würden wir wohl in dieser Situation reagieren?«

Mein Mann hat keine Kinder aus einer früheren Beziehung. Er war mit seiner ersten Frau genau an dem Punkt, den ich mit meinem ersten Partner auch erlebt habe. Deswegen verstehen wir einander und können uns sehr gut austauschen.

Er war in seiner damaligen Partnerschaft ebenfalls derjenige, der auf der »Bremse« stand. Er fühlte sich zu jung für ein Kind. Als wir uns kennenlernten, sagte er zum Thema Kinderwunsch: »Wenn ich ein Kind hätte haben wollen, dann mit dir!« Dieser Satz war Balsam für meine Seele. Das waren fünf Kilo Honig. Das war Versöhnung und Heilung in einem.

Gefühlt stand immer die Einschätzung im Raum: Mit Natalie bekommt man keine Kinder. Natalie schafft das nervlich nicht. Natalie schafft das organisatorisch nicht neben der Selbstständigkeit.

Man traute mir nicht zu, dass ich mich auch noch um ein Kind kümmern konnte. Es war wie ein Dorn in meinem Herzen, und manchmal stellte ich mich selbst infrage: Vielleicht schaffe ich das ja wirklich nicht?

Heute kann ich darüber schmunzeln, aber damals saß das tief, und es hat mich unfassbar verletzt. Es ist dann wirklich heilend, wenn jemand kommt und sagt: »Wenn ein Kind, dann mit dir. Das wäre toll geworden!«

Ich war inzwischen über 40 und mein Mann weit über 50. In dem Moment stellten wir fest, dass wir nicht zu alte Eltern sein wollten. Wir haben oft darüber gesprochen, denn schließlich wurde es langsam wirklich eng.

Wir stellten uns vor, wie es wäre, wenn ein fast 60-jähriger Mann und eine über 40-jährige Frau ein Baby bekommen. Wir wussten auch gar nicht, wie fruchtbar wir noch waren.

Wir hatten kein gutes Gefühl, es in unserem Alter auf Biegen und Brechen zu probieren. Das, was uns ausmacht, wäre auch nicht mehr da gewesen: die Freiheit und die Lust auf neue Entdeckungen. Zudem wären wir das Risiko eingegangen, dass mit dem Kind gesundheitlich etwas nicht in Ordnung sein könnte. Wir haben unser Alter nicht als Ausrede benutzt, sondern alle Faktoren sehr bewusst gegeneinander abgewogen und uns dann gegen ein gemeinsames Kind entschieden.

Zu einem früheren Zeitpunkt, mit meinem ersten Partner, hätte ich alle medizinische Hilfe in Anspruch genommen, um schwanger zu werden. Aber es gab ja kein »grünes Licht«, und ich war damals allein mit meinem immensen Kinderwunsch. Ich hätte meinen Partner allerdings auch nie überrumpelt und einfach die Verhütung weggelassen. Das hätte meinem Verständnis von Familie nicht entsprochen, denn Väter haben eine ganz wichtige Rolle. Jemanden, der sich erst mal zwei Jahre an den Gedanken, Vater zu sein, gewöhnen muss, wollte ich nicht als Vater meines Kindes haben. Beide Partner müssen es wollen.

Wie schon gesagt, markierte die Aussage meines jetzigen Mannes – »Wenn ein Kind, dann mit dir!« – den Wendepunkt in meiner Kinderwunschzeit. Da konnte ich ihn in Frieden gehen lassen. Diese Option, das Schicksal nicht herausfordern zu müssen, konnte erst durch diesen heilsamen Satz entstehen.

Die Sehnsucht jedoch ist heute noch da, und sie ist auch körperlich spürbar. Wenn ich ein Baby sehe, ist bei mir alles in Aufruhr. Ich spüre eine ganz stark brustbezogene Reaktion.

Wenn ich die Mutter kenne und sie es zulässt, frage ich, ob ich das Baby einmal halten darf. Ich freue mich, wenn mir jemand das Kind in den Arm legt und ich meiner Sehnsucht kurz nachgeben kann. Ich lasse meine Gefühle zu. Und wenn es irgendwie möglich ist, nehme ich Babys gern auf den Arm und trage sie herum.

Der Austausch mit Freundinnen und viele Gespräche haben mir in der Kinderwunschzeit am meisten geholfen. Sie waren immer wieder eine große Hilfe für mich. Meine Freundinnen haben zum Großteil Kinder, aber es gibt auch einige Freundinnen ohne eigene Kinder. Wir haben uns gegenseitig immer wieder gespiegelt: Wie willst du leben? Wie will ich leben? Sonst habe ich keine Hilfe in Anspruch genommen.

Interessanterweise habe ich nie mit meiner Mutter darüber gesprochen. Ihr tat es so leid, und ich wollte sie nicht mit meinem unerfüllten Kinderwunsch belasten.

Eine große Stütze war aber auch meine generelle Lebensform. Ich habe immer schon die Art und Weise, wie ich gearbeitet und gelebt habe, in jeglicher Hinsicht als Stütze empfunden. Meine Fixierung auf den Kinderwunsch und die Vorstellungen, die ich damit verknüpfte, standen nur ein paar Jahre im Vordergrund. Ich hatte viel Übung darin, mir mein Leben insgesamt schön zu machen. Es gibt darin mehrere tragende Säulen.

Ich hatte damals auch merkwürdige Bilder im Kopf: Irgendwann sitzen wir einsam unter dem Weihnachtsbaum. Dabei habe ich noch niemals einsam unterm Weihnachtsbaum gesessen! Warum sollten mich Kinder vor der Einsamkeit bewahren? Das finde ich im Nachhinein frech von mir selbst. Was für eine Zumutung für ein ungeborenes Kind, ihm diese Aufgabe zuzuweisen. Ein Kind muss mich nicht an Weihnachten unterhalten – ich bin für mich selbst verantwortlich.

Ich hatte dieses Gefühl der Eigenverantwortung schon immer, und mir war auch stets bewusst, dass ich für mein Glück selbst zuständig bin. Es ist nur in der schwierigen Zeit kurzfristig verloren gegangen, und ich habe es meinem damaligen Partner in die Hände gelegt oder dem ungeborenen Kind aufgebürdet.

Nein, ich habe keine negativen Erfahrungen bezüglich des Kinderwunsches machen müssen. Weder in der Kinderwunschzeit selbst noch später. Ich bin immer sehr offen mit meinem unerfüllten Kinderwunsch umgegangen und kann mich an keine negativen Reaktionen oder schlechten Erlebnisse mit Dritten erinnern. Ich denke, es kommt aus wohlgesonnenem Herzen, wenn jemand nachfragt oder von anderen Paaren berichtet. Ich bin allerdings auch nicht weiter ins Detail gegangen oder habe mich ausschweifend erklärt.

Frauen, die Abschied vom Kinderwunsch nehmen müssen, würde ich Folgendes empfehlen: Öffne deinen Blick um 360 Grad. Nimm die Schönheit der Welt wahr. Es gibt überall so viel Tolles, so viele Möglichkeiten und auch Beglückendes.

Stelle dir ganz ehrlich die Frage: Warum ist der Kinderwunsch jetzt so groß? Welches Bedürfnis steckt vielleicht noch dahinter?

Löse dich von der Vorstellung, dass es nur eine Option im Leben gibt.

Wenn beispielsweise das Bedürfnis im Vordergrund steht, Fürsorge für jemanden zu tragen, oder der Wunsch, Bücher vorzulesen: Es gibt so viele Möglichkeiten, Kinder zu betreuen und ihnen Bücher vorzulesen, zum Beispiel als Lesepate.

Ich habe das auch für mich umgesetzt. Ich habe Vorlesekurse gegeben und meine Bedürfnisse auf diese positive Weise kanalisiert. Wir haben zudem zwei Patenkinder bei Plan International und zwei Patenkinder in der Verwandtschaft, um die wir uns mit Freude kümmern.

In unserer Stadt gibt es ein sehr musikalisches Kind. Die Eltern haben leider kein Geld, um die Musikstunden zu bezahlen. Wir haben das übernommen und sind sehr glücklich, dem Kind das Musizieren ermöglichen zu können.

Es gibt so viele andere Lebensformen, die auch unglaublich schön und bereichernd sind. Wenn ich heute ein Resümee ziehe, kann ich sagen, dass der Kinderwunsch zwar immer noch irgendwie da ist, aber auch da sein darf. Er ist ein Strang unter sehr vielen Strängen, die zu meinem Leben gehören.

Mein Beruf, die Ehe mit meinem Mann, mein wundervoller Freundeskreis, meine Mutter – mein gesamtes Umfeld erfüllt mich. Und meine vielen Interessen: Lesen, Reisen … Alles zusammen ist eine Art Rettungsring für mich, der dafür sorgt, dass ich in schwierigen Zeiten nicht untergehe.

Das alles war schon immer da, und dafür bin ich sehr dankbar. Dies ist auch der Grund, dass ich große Krisen relativ gut überwunden habe.

Ich schöpfe Kraft aus Intensität, Treue, Qualität und Tiefe. Was aber nicht heißt, dass ich nicht auch einfach mal Spaß habe und bewusst an der Oberfläche bleibe.

Andere Frauen, die sich von ihrem Kinderwunsch verabschieden müssen, möchte ich ermuntern, Zeit mit sich allein zu verbringen.

Zum Beispiel auf einem Pilgerweg, den sie bewusst allein und nicht mit einer Freundin gehen. Die Möglichkeit, sich richtig nahezukommen mit allen Höhen und Tiefen, ist sehr wertvoll. Ich bin auch gepilgert und habe wirklich täglich geheult. Das war für mich eines der wichtigsten Ereignisse im Leben. Danach wusste ich, dass ich mich habe und dass ich mich auf mich verlassen kann.

Die Gedanken werden breitgefächerter und die Maschen wieder luftiger. Der verfilzte Strang löst sich auf, wo vorher nur der eine Gedanke vorherrschte: Ich kann nur mit einem Kind glücklich werden.

Der Abstand hilft, dass vieles im eigenen Leben sichtbar wird. Eventuell aber auch, warum aus der Beziehung, in der man lebt, kein Kind hervorgeht.

Ich empfehle das Pilgern den Frauen, die entdecken wollen, was sie im Inneren wirklich zusammenhält.

Das Leben ist voll von wunderbaren Möglichkeiten und Erkenntnissen.

Kapitel 7
Der Babyneid

Keine Frau mag es sich gern eingestehen, und doch ist dieses Gefühl nahezu jeder Frau mit Kinderwunsch bekannt: der Babyneid.

Ich möchte Ihnen schon an dieser Stelle sagen, dass dies ein ganz normales Gefühl ist, welches zu der Kinderwunschzeit, aber auch in Zeiten des Abschieds dazugehört.

Neid ist häufig negativ besetzt. Neidisch scheinen Menschen zu sein, die ein geringes Selbstwertgefühl besitzen, etwas nicht geschafft haben, wofür andere sich abgerackert haben, oder die Situationen nicht sehr differenziert einordnen können.

In allen Überlegungen hierzu schwingt eine unterschwellige Botschaft mit: Wer sich mit Neidgefühlen plagt, steht nicht über den Dingen und gönnt anderen Menschen nicht ihr Glück, ihren Wohlstand – oder eben ihr eigenes Kind.

In den Jahren meiner Arbeit habe ich häufig erlebt, dass Frauen ganz zu Anfang unseres Gespräches sagten: »Meine Freundin hat gerade ihr Kind bekommen – ich freue mich riesig mit ihr und bin gar nicht neidisch auf ihr Glück. Ich gönne es ihr von ganzem Herzen.« Um dann in Tränen auszubrechen und zu erzählen, dass es ihr in Wahrheit gar nicht gut damit geht und dass sie sich schämt, Gefühle wie Neid und Missgunst zu empfinden.

Oftmals ist es beruhigend zu erfahren, dass viele Frauen so empfinden (Männer übrigens auch), und dass es durchaus normal ist, diese Gefühle in sich zu tragen. Schuldig oder menschlich nicht ausgereift braucht sich deshalb niemand zu fühlen.

Was ist Neid?

Das Gefühl Neid lässt sich besser verstehen, wenn man weiß, dass es sich hierbei um eine komplexe Emotion handelt. Neid besteht unter anderem aus Ärger, Wut und vor allen Dingen aus Traurigkeit.

Wer sich von dem innigsten Wunsch, ein eigenes Kind zu haben, verabschieden muss, der verspürt tiefe Traurigkeit. Vielleicht kamen im Laufe der Jahre noch weitere persönliche Verluste hinzu sowie enorme Anstrengungen körperlicher und emotionaler Art.

Erlebnisse auf dem Kinderwunschweg fallen ebenfalls mit in die Waagschale: Bemerkungen, Gespräche oder Erlebnisse, die einen sehr geärgert haben und in denen man sich unzureichend anerkannt gefühlt hat.

Die Gewichtung des Gefühlscocktails ist bei Männern und Frauen unterschiedlich ausgeprägt. Während Frauen verstärkt die Traurigkeit wahrnehmen, empfinden Männer eher den Ärger als Neidkomponente.

Federführend in der Neid-Forschung ist Professor Dr. Dr. Rolf Haubl vom Sigmund-Freud-Institut in Frankfurt. Er schreibt in seinem Buch *Neidisch sind immer nur die anderen*: »Die knappsten aller Güter in einer Wohlstandsgesellschaft aber sind erstaunlicherweise Glück und Zufriedenheit. Andere glücklich und zufrieden zu sehen, ohne es selbst zu sein, ist eine der größten Herausforderungen für unseren Neid.«[16]

Es ist also nachvollziehbar, warum eine Frau neidisch auf das Babyglück ihrer Freundin oder Kollegin ist. Ihr selbst fehlt momentan das Gefühl des Glücklich- und Zufriedenseins.

Vor mehreren Generationen war die Größe der Kinderschar noch etwas, was Neid erregen konnte. Wer viele Kinder hatte, war besser für die Zukunft gewappnet. Das Überleben war mit zunehmender Nachkommenschaft gesichert. Durch das gemeinschaftliche Leben der Generationen sorgten zunächst die Älteren für die Jungen und später die Erwachsenen für die Senioren.

Heute haben sich Versorgungsmechanismen gewandelt, und Kinder werden aus verschiedenen Gründen auch mit finanziellen Belastungen in Verbindung gebracht. Die meisten Paare haben ein oder zwei Kinder – mehr scheint durch den modernen Lebensstil, die Verpflichtungen, aber auch Hürden und Belastungen nicht mehr erstrebenswert oder gar umsetzbar zu sein.

Doch gleichgültig, in welchem Jahrhundert wir leben: Wenn sich eine Frau ein Kind wünscht, ist es immer mit innerer Sehnsucht verbunden. Und wenn sie sich von ihrem Kinderwunsch verabschieden muss, begleitet sie Trauer und ein Stück Ernüchterung auf ihrem Lebensweg – und unter Umständen Neid auf die, die Kinder haben.

Vom Neid erfasst

Es kann auch in der Zeit des Abschieds immer mal wieder zu Wellen des Neidgefühls kommen. Die Abstände werden aber mit zunehmender Zeit immer größer.

Oftmals entsteht es in Situationen, die uns innerlich berühren. Vielleicht hat die Freundin doch noch überraschend einen Nachzügler bekommen, und wir erinnern uns an den minimalen, aber immerhin existierenden Prozentsatz, dass uns dieses Glück auch hätte widerfahren können.

Oder die ersten Enkelkinder kommen auf die Welt. Wie gern hätte man das auch erlebt, das heranwachsende Kind begleitet und es ein wenig verwöhnt!

Nehmen Sie das Gefühl des Neids an. Vielleicht können Sie sich in diesen Momenten sagen: »Ja, ich bin neidisch, ich fühle gerade so. Es wird wieder vorbeigehen.«

Sie wissen nun, dass Neidgefühle in jedem von uns schlummern und sich niemand dafür unzulänglich fühlen muss. Machen Sie sich noch einmal bewusst, dass Neid ein Gefühls-Potpourri ist, und spüren Sie nach, welche Komponente Ihnen gerade am meisten zu schaffen macht.

Haben Sie das herausgefunden und benennen können, schauen Sie weiter. Welche Alternative könnte Ihnen im Moment guttun? Was könnte Ihnen Zufriedenheit schenken?

Versuchen Sie, auch die kleinen Momente mit winzigen Portionen Glück wertzuschätzen. Wer eine allumfassende, immerwährende Zufriedenheit erreichen möchte, bürdet sich ein nicht erreichbares Ziel auf.

Es wäre wunderbar, wenn sich drei bis fünf Punkte für Sie notieren lassen, auf die Sie im Bedarfsfall zurückgreifen können. Erlauben Sie sich dabei auch einen Perspektivwechsel. Vielleicht fällt Ihnen ein aufregendes Erlebnis, eine spannende Aktivität oder eine große Freiheit ein, die bei einem anderen Verlauf Ihres Lebens so nicht möglich gewesen wäre.

- Was verbinden Sie mit Zufriedenheit?

_____

_____

_____

_____

_____

- Welche Erlebnisse schenken Ihnen Momente der Zufriedenheit?

_____

_____

_____

_____

_____

- Was können Sie jetzt tun, um Zufriedenheit zu spüren?

_____

_____

_____

_____

_____

- Welche Situation hat Sie in letzter Zeit sehr berührt?

_____

_____

_____

_____

_____

- Welchen Neidanteil spüren Sie am stärksten (Ärger, Wut, Traurigkeit)?

_____

_____

_____

- Was möchten Sie gern erleben?

_____

_____

_____

_____

_____

Kapitel 8
Partnerschaft und Sexualität

Unbeschwerter Sex, erfülltes Beisammensein, absichtslose Leidenschaft. Was sich so wunderbar und erstrebenswert liest, ist vielen Paaren in der Kinderwunschzeit abhandengekommen.

Wo von außen schon unter normalen Bedingungen genug Druck aufgebaut wird (»Ist einmal Sex pro Woche schon zu wenig?«), kommt in der unerfüllten Kinderwunschzeit noch eine weitere, scheinbar entscheidende Komponente dazu: der Sex nach Kalender.

Jedes Paar kennt dieses Phänomen, und kaum jemand kann sich diesem zeitlich eingegrenzten Sog entziehen. Aus einem unbeschwerten Beisammensein kann in der Kinderwunschzeit so rasch eine Verpflichtung werden. Berufliche Termine werden entsprechend vereinbart und verschoben, Mittagspausen werden für ein zusätzliches Treffen genutzt, die Beischlafquote wird – entgegengesetzt des natürlichen Bedürfnisses – um ein Vielfaches erhöht.

Was oftmals den Partner zunächst erfreut, kann zunehmend in eine Schieflage geraten. Bei manchen Männern keimt der Gedanke auf, nur noch auf die Fortpflanzungsfunktion reduziert zu werden.

Die Frau hingegen ist durch die Signale ihres Körpers getrieben: zum Eisprung hin steigerte sich früher ganz natürlich ihre Lust. Heute schaut sie in ihre App auf dem Smartphone oder ihren Tracker am Handgelenk und klügelt minutiös aus, wo und wann sie mit ihrem Partner die Chance auf ein gemeinsames Kind erhöhen kann.

Das ist anstrengend. Schon nach wenigen Monaten kann einem in diesem Sog die Puste ausgehen. Wenn man nun bedenkt, dass viele Paare diese Vorgehensweise über Jahre hinweg pflegen, lässt sich erahnen, wie ausgelaugt man am Ende unter Umständen ist. Als Folge kann sich eine große Lustlosigkeit breitmachen.

Dies ist ein erklärbarer Vorgang und hat nichts damit zu tun, dass man den Partner nicht mehr attraktiv findet. Auch die Sorge, eine sexuelle Störung zu entwickeln, ist häufig unbegründet.

Eine sexuelle Lustlosigkeit kann durch eine sogenannte negative Konditionierung entstehen. Der Lustaspekt hat sich in der Kinderwunschzeit als Mittel zum Zweck gewandelt. Die Paare erfuhren meist über einen längeren Zeitraum hinweg: »Jetzt haben wir uns so angestrengt, und doch hat es wieder nicht geklappt!«

Der natürliche Wunsch, mit dem Partner zu schlafen, ist – durch den gemeinsamen Kinderwunsch – plötzlich an ein Ziel gekoppelt: die Befruchtung einer Eizelle zu einem optimalen Zeitpunkt im Zyklus der Frau. Die natürliche Balance zwischen Abstand und Nähe ist durch die besonderen Zeitpläne in der Kinderwunschzeit abhandengekommen. Annäherungsversuche des Partners werden innerhalb von Millisekunden geprüft: »Will er/sie jetzt nur mit mir schlafen, weil es wieder an der Zeit ist?«

Die Abspaltung von der natürlichen Sexualität kann auch von dem Besuch im Kinderwunschzentrum verstärkt werden. Der Mann muss unter besonderen Umständen seinen Samen gewinnen, und die Frau liegt auf dem gynäkologischen Stuhl zur Punktion der gereiften Eizellen.

Es ist gut, dass wir die moderne Medizin haben und sie uns über manche Hürden hinweghelfen kann. Doch nicht selten verabschieden sich spätestens zu dem Zeitpunkt jegliche Erotik und alle Lust auf eine wohltuende Zweisamkeit. Darüber spricht man nicht unbedingt gern. Und schon gar nicht mit anderen Menschen. Wenn Paare jedoch erfahren, dass es den meisten Frauen und Männern in der Kinderwunschzeit so ergeht, sind sie ein wenig erleichtert. Man denkt zunächst, ziemlich allein mit diesem Dilemma zu sein, merkt aber dann schnell, dass andere unter demselben Problem leiden.

Wer sich in der Abschiedzeit befindet, macht sich Gedanken um die Zeit nach dem Kinderwunsch. Es ist ein natürlicher Wunsch, sich die unbeschwerte Sexualität zurückerobern zu wollen. Doch wie kann man die Erotik wieder in das gemeinsame Erleben einbringen?

Zu einem erfüllenden und absichtslosen Sex zurückfinden

In meinen Gesprächen und Recherchen zu diesem Thema bin ich immer wieder auf dieses schöne und einprägsame Bild gestoßen: Die gemeinsame Sexualität ist wie ein wunderbarer Garten, den es zu pflegen gilt. So, wie man etwas dafür tun muss, wenn man Blumen pflücken und Obst ernten möchte, muss man auch für die Leidenschaft etwas tun, wenn man sie wieder er- und beleben will.

Um es auf den Punkt zu bringen: Es ist mit Arbeit verbunden. Wer darauf wartet, dass alles ganz von allein passiert, wird enttäuscht und schaut traurig auf eine karge Grünfläche, die sich nach Wasser und Nahrung sehnt.

Der erste Schritt

Der Anfang auf diesem Weg bildet das gemeinsame Gespräch über die Sexualität.

Beide Partner sollten sich Zeit für einen Austausch nehmen und sich gegenseitig die Möglichkeit geben, ihren Gefühlen und Wünschen Ausdruck zu verleihen. Das muss nicht in ausufernden Gesprächen geschehen, genauso wenig muss gleich die optimale Lösung für beide gefunden werden. Im ersten Schritt reicht es aus, überhaupt wieder über die gemeinsame Lust und Erotik ins Gespräch zu kommen. Latente Vorwürfe wie »Warum machen wir so wenig?« oder negative Kommentare wie »Bei uns im Bett ist totale Flaute« sollten bewusst außen vor bleiben.

Fragen Sie sich stattdessen: »Wo soll unsere Reise hingehen?« Es geht um das gemeinsame Herantasten und die gegenseitige Abstimmung als Paar.

Seien Sie einander zugewandt und neugierig. Es ist oftmals für beide Partner nicht ganz einfach, die eigenen Wünsche und Gefühle zu erkennen und zu benennen. Verabschieden Sie sich von der Vorstellung – und vor allen Dingen von der Zielsetzung –, ein Sexualleben zu führen, wie Sie es vielleicht als junge Erwachsene getan haben. Die Sexualität, das Lustempfinden und auch die Erotik verändern sich im Laufe der Zeit und pendeln sich immer wieder auf einem neuen Niveau ein. Das kennt jedes Paar, und es ist nicht nur auf einen unerfüllt gebliebenen Kinderwunsch zu reduzieren. Kommen jedoch psychisch einschneidende Erlebnisse hinzu, können sich Ausprägungen wie Libidoverlust und Mangel an Erotik verstärken.

Es ist eine normale Entwicklung, dass die Sexualität im Laufe des Lebens in andere Formen übergeht. Wenn Sie sich mit Ihrem Partner darüber austauschen, werden Sie feststellen, dass Frauen und Männer es ähnlich empfinden.

In der Zeit nach den aktiven Kinderwunschbemühungen und ganz besonders auch nach vielen Eingriffen durch eine Kinderwunschbehandlung wäre auch ein sinnvoller erster Schritt, sich zunächst wieder seinem eigenen Körper zuzuwenden und einen guten Kontakt zu ihm herzustellen. Viel hat er über sich ergehen lassen müssen. Hormonbehandlungen, Eingriffe durch Bauchspiegelungen oder notwendige Operationen zeigen ihre Spuren. Seien Sie Ihrem Körper gegenüber positiv eingestellt, denn Ihr Organismus hat immer für Sie gearbeitet. Nun ist es an der Zeit, Ihrem Körper und Ihrer Seele Gutes zu tun.

Wie wäre es, wenn Sie das gemeinsam mit Ihrem Partner erleben? Wenn Sie die Schritte zurück zu erfüllender Nähe gemeinsam machen, Hand in Hand und Schritt für Schritt?

Holen Sie sich unser eben beschriebenes Bild des Gartens vor Augen und erinnern Sie sich an die Botschaft: Man muss etwas für seinen Garten tun, wenn man später ernten möchte.

Es braucht beide Partner, um diesen Weg zu gehen. Und wenn Sie einen Partner an der Seite haben, der Ihren Wunsch teilt und Sie begleitet, dann haben Sie schon – völlig unabhängig von dem Ergebnis – gewonnen.

Tipps und Übungen

Trauen Sie sich und lassen Sie die Chance auf eine wiedererweckte, genussvolle Sexualität zu. Die Hürden sind relativ schnell genommen. Wenn man weiß, dass es ungefähr einen Monat braucht, bis sich ein Verhalten ändert und halbwegs im Leben integriert ist, so kann man ganz hoffnungsvoll an das Thema Lust, Erotik und Sex herangehen. Startschwierigkeiten gehören dazu.

Die Münchner Paar- und Sexualtherapeutin Dr. med. Heike Melzer ist Expertin für alle heiklen Fragen im Leben – ganz besonders im Bereich der Lust und Erotik. Sie rät:

»Sprechen Sie offen und wertschätzend mit Ihrer Partnerin/Ihrem Partner über das Thema Sex, mit dem Blick in die Zukunft gerichtet. Reden Sie differenziert über Ihre Wünsche, aber auch Ängste, und bleiben Sie erst einmal bei sich, bevor Sie den Partner fragen. Investieren Sie Zeit in die Umsetzung Ihrer Wünsche und holen Sie sich Hilfe durch Literatur oder Experten. Verabschieden Sie sich vom Leistungsdruck: Es gibt kein Soll und kein Muss.«

Dr. Melzer gibt auch praktische Tipps:

»Verabreden Sie sich mit Ihrer Partnerin/Ihrem Partner für Zweisamkeit, es muss nicht gleich zum Sex kommen. Erst mal ist es wichtig, überhaupt wieder intime Momente zuzulassen.

Teilen Sie das Jahr in gerade und ungerade Wochen ein. Derjenige, der dran ist, überlegt sich für seine Woche, was er mit dem Partner machen möchte: sich einfach mal wieder nackt anschauen, eine Rückenmassage, eine Textpassage aus einer erotischen Geschichte gemeinsam lesen, einen Pornofilm gemeinsam anschauen et cetera.

Bei allem, was Sie in Richtung Erotik unternehmen, machen Sie nur das, wonach Ihnen ist, und vergessen Sie erst mal die Wünsche des Partners. Die ›Egoismusregel‹ (Tue nur das, was du gern tun willst) hat sich hier bewährt. So löst sich der gordische Knoten, bei dem man sein eigenes Verlangen hintanstellt und nur schaut, was dem Partner guttut. Der Partner hat allerdings ein ›Vetorecht‹: Vereinbart wird ein deutliches Zeichen, sollte etwas als unangenehm empfunden werden. So bleibt jeder bei sich selbst, und Intimität wird wieder selbstverantwortlicher und greifbarer für das Gegenüber.

›Thinking out of the box‹ – machen Sie Dinge, die Sie bisher noch nie getan haben. Sich mehr anzustrengen und sich mehr zu überwinden klingt wie Arbeit und ist eine Problemlösung erster Ordnung. Sexualität soll sich aber gerade nicht schwer, sondern eher leicht anfühlen, es darf gelacht werden. Sexualität lebt von Neuigkeit. Also haben Sie den Mut, auch mal etwas Neues auszuprobieren, um gemeinsam neue Erfahrungen zu machen. ›Wann haben wir das letzte Mal etwas zum ersten Mal gemacht?‹ wäre eine Leitfrage.

Masters und Johnson haben einen ganzen Übungskatalog zusammengestellt für Paare, um wieder in die Sexualität zu kommen.«[17, 18]

Kreative Fortführungen

Folgende kreative Ideen lassen sich dem Katalog von Dr. Melzer noch hinzufügen:

- Schreiben Sie einen Wunschzettel an Ihre Partnerin/Ihren Partner. Hier können Sie formulieren, was Ihnen lustvoll im Kopf herumschwirrt. Ihre Partnerin/Ihr Partner kann es lesen und in »ihrer/seiner« Woche darauf eingehen.

- Schreiben Sie eine erotische Geschichte. Beginnen Sie mit einem kurzen Kapitel und lassen Sie Ihren Partner weiterschreiben. Das ist spannend, aufregend und aufschlussreich zugleich.
- Stellen Sie sich gegenseitig Fragen. Ideen und Inspirationen bietet zum Beispiel das Buch *Think Love. Das indiskrete Fragebuch* von Ulrich Clement.[19] Suchen Sie sich drei erotische Fragen aus und lassen Sie sich von der Antwort Ihres Partners überraschen.
- Sind Sie diese Woche die Impulsgeberin? Wie wäre es mit folgender Idee: Beginnen Sie den Abend mit einem »Dinner for two« und buchen Sie im Anschluss an das Abendessen ein schönes Hotelzimmer. Dort können Sie Ihren Impuls weiterverfolgen: Der Abstand von gewohnten Orten kann mutig machen und lustvoll-inspirierend wirken.

Zu einigen der oben genannten Punkte können Sie sich hier gern schon Notizen machen.

- Bin ich mit unserer Sexualität zufrieden?

_____

_____

_____

_____

- Wann habe ich das letzte Mal mit meinem Partner über unser Sexualleben gesprochen?

_____

_____

_____

- Weiß ich, was in meinem Partner vorgeht?

_____

_____

_____

- Diese verrückte Idee habe ich für »meine« Woche:

_____

_____

_____

Wo gibt es Unterstützung?

Wenn Sie Unterstützung in Anspruch nehmen möchten, können Sie in Ihrer Umgebung nach einem Paartherapeuten suchen. Die Bezeichnung Paartherapeut ist kein geschützter Begriff, daher ist es sinnvoll, sich vorab genau zu erkundigen, welche berufliche Qualifikation derjenige wirklich hat.

Selten bekommt man Empfehlungen für diesen sensiblen Bereich. Nutzen Sie daher die Möglichkeit des Internets oder eines ersten Telefonats mit dem Therapeuten, um sich einen Eindruck zu verschaffen. Die Chemie sollte auch hier stimmen. Fühlen Sie in sich hinein und fragen Sie sich: »Kann ich mich bei dieser Therapeutin/diesem Therapeuten vertrauensvoll öffnen?« Klären Sie auch, welche Art des Vorgehens Ihnen liegt. Soll es pragmatisch und direkt zugehen, oder bevorzugen Sie eine sanfte und vorsichtige Herangehensweise?

Dr. Melzer sagt: »Für eine gute Therapie braucht man drei Leute, die den Eindruck haben, dass es eine sinnstiftende Sitzung war: das Paar und den Therapeuten.«

Es kann sein, dass Paare schon nach drei oder vier Terminen wieder Boden unter den Füßen gewinnen und die nächsten Schritte allein gehen können. Therapie kann auch Spaß machen und sollte im besten Falle wertschätzend als Impulsgeber fungieren.

Was, wenn es nicht funktioniert hat?

Auch das kommt vor: Trotz aller Bemühungen will sich ein erfüllendes Sexualleben nicht wieder einstellen. In dem Fall hat niemand versagt, und es gibt auch in diesem Kapitel der Beziehung keine Schuldfrage. Das Ganze sagt nichts über die Qualität einer Beziehung aus und ist erst recht kein Grund für eine Trennung.

In den meisten guten und stabilen Beziehungen ist Sexualität nicht die einzig tragende Säule. Lenken Sie Ihren Fokus auf das, was Sie als Paar darüber hinaus ausmacht, und schlagen Sie ein neues Kapitel in Ihrer Beziehung auf. Genießen Sie zum Beispiel gemeinsam die Lust am Reisen, pflegen Sie Ihre sozialen Kontakte oder erfreuen Sie sich an gemeinsamen Hobbys und sportlichen Aktivitäten. Auch die Unterstützung in spannenden beruflichen Herausforderungen kann gemeinsam beflügeln.

Machen Sie sich Ihre Stärken klar und werden Sie sich Ihrer Liebe bewusst: Sie haben gemeinsam Krisen und Stürme durchlebt, haben Hindernisse umschifft und sind als Team durch tiefe Schluchten gewandert. All diese Erlebnisse haben Sie zusammengeschweißt und können auch langfristig ein wertvolles, stabiles Fundament für Ihre Beziehung bilden.

Ich war wütend, dass ich nicht normal war wie alle anderen Frauen

Paula (46), Kulturmanagerin

Ich habe mit dem Bild Muttersein meine Vorstellung von Familie verbunden und davon, für eine lange Zeit nur für die Familie und die Kinder da zu sein.

Mit den Jahren habe ich jedoch immer mehr auch die Herausforderungen gesehen, die damit einhergehen. Mir stellte sich zum Beispiel die Frage, wie ich meinen Beruf – den ich sehr gern ausübe – mit Kindern und Familie vereinbaren kann.

Es war ein gedanklicher Prozess, der jedoch selbstverständlich beinhaltete, dass ich irgendwann Mutter sein würde. Und dass ich die Herausforderungen meistern würde, die damit verbunden sind.

Meine Mutter war berufstätig, und ich hätte es damals schön gefunden, wenn es zu Hause ein bisschen mehr Familienleben gegeben hätte. Diese Herausforderung und zugleich dieser Anspruch war auch mein Thema: Als Kind hatte ich den Wunsch, mehr von der Mutter haben zu können. Gleichzeitig sah ich aber das Ringen meiner Mutter, die neben der Arbeit auch die Entwicklung der Kinder – gerade in den ersten Jahren – miterleben wollte.

Mein Kinderwunsch hat sich gemeldet, als ich wusste, dass der richtige Partner da war. Mit ihm konnte ich mir vorstellen, eine Familie zu gründen. Ich war damals 26 Jahre alt und spürte deutlich: Wenn, dann mit ihm.

Mein Partner wollte auch Kinder haben, fast noch mehr als ich. Es war also ein gemeinsamer Wunsch.

Und plötzlich war auch die Angst davor, schwanger zu werden, fort. Vermutlich habe ich instinktiv gemerkt, dass ich es vor dieser Partnerschaft wohl mit mir allein hätte ausmachen müssen. Deshalb habe ich lange Jahre immer dafür gesorgt, nicht schwanger zu werden.

Doch nun, als wir die Entscheidung trafen, bekam ich Probleme mit der Umsetzung. Es ging nicht einfach darum, die Pille abzusetzen und zu sagen: »Jetzt ist es so weit. Jetzt können wir unseren Wunsch nach einem gemeinsamen Kind umsetzen.« Ich musste mich vielmehr an den neuen Gedanken herantasten, doch mit der Unterstützung meines Partners gelang mir die Vorstellung dieses neuen Lebensentwurfs immer besser: Ich konnte jetzt tatsächlich Mutter werden, dachte ich. Dann wäre ich nicht mehr nur Freundin, Frau oder Lebensgefährtin.

Nach Absetzen der Pille kaufte ich mir einen kleinen Computer zur Familienplanung. Ich bin sehr strukturiert und dachte damals sogar noch, ich könnte die Empfängnis steuern. In meinem Arbeitsbereich habe ich zeitlich festgelegte Strukturen, und ich fand es notwendig, eine Schwangerschaft entsprechend des Eventkalenders planen zu können.

Am Anfang haben wir noch viel geplant, doch irgendwann wurde klar: Hier passiert gar nichts. Ich wurde einfach nicht schwanger. Ich schob es zunächst auf den ganzen Stress, den ich hatte. Doch relativ schnell kamen auch Sorgen und Gedanken auf: »Wenn ich unbedingt schwanger werden will, dann funktioniert das natürlich erst recht nicht.« Ohne dass man viel darüber liest, bekommt man ja einige Informationen dieser Art mit.

Es folgte eine Phase, in der ich merkte, dass es beschwerlicher war, als ich es mir vorgestellt hatte. Und nach ungefähr einem halben Jahr gesellte sich das unangenehme Gefühl hinzu: »Das ist nicht normal.«

Das hat mich anfangs sehr irritiert. Ich habe versucht, das Thema Kinderwunsch nicht in den Vordergrund zu stellen, und tröstete mich mit der Haltung: Wenn es passiert, dann passiert es. Ich versuchte, gelassen zu bleiben.

Irgendwann wurde bei meinem Partner – aus ganz anderen Gründen – eine Untersuchung durchgeführt. Es war alles in Ordnung und ihm wurde auch bescheinigt, dass einem gemeinsamen Kind nichts im Wege stehen würde.

In dem Moment kamen bei mir die Überlegungen auf: Warum geht es denn nicht? Warum passiert nichts?

Familiär gab es keine problematische Veranlagung, meine Großmutter, meine Tante und meine Mutter haben alle auf natürlichem Weg jeweils zwei Kinder bekommen.

Es störte mich sehr, dass der selbstverständliche Gedanke »Ich werde bald Mutter sein« irgendwann überlagert wurde von vielen Berechnungen und Recherchen. Das war mir viel zu theoretisch und viel zu wenig selbstverständlich. Und es fing an, unbequem und belastend zu werden. Dazu kam die große Enttäuschung, als wieder einmal die Periode einsetzte: Ach, es hat schon wieder nicht geklappt!

In meiner Erinnerung waren das intensive Momente: immer wieder die ganzen Überlegungen und die große Erwartungshaltung. Ich hatte Angst davor, meinen Partner unter Druck zu setzen, hatte Angst, dass der unerfüllte Kinderwunsch zum Thema wurde. Das wollte ich auf gar keinen Fall, denn dann – so dachte ich – würde es erst recht nicht klappen.

Ich habe darunter gelitten, dass ich nicht auf normalem Wege schwanger wurde, und habe doch alles zunächst mit mir selbst ausgemacht.

In späteren Unterhaltungen mit Freundinnen wurde mir dann klar, dass ich nichts weiter unternehmen wollte, um schwanger zu werden. Ich ließ mich auch nicht untersuchen. Es war mir so wichtig, normal zu sein und so schwanger zu werden, wie scheinbar alle anderen Frauen auch: auf dem natürlichen Weg. Und ich wusste, dass es bei der einen Frau etwas länger dauert als bei der anderen.

Doch bei mir stellte sich eine Schwangerschaft weder früher noch später ein. Der Kinderwunsch bestand da schon seit gut einem Jahr.

Meine Mutter starb in der Zeit, als mein Partner und ich uns kennenlernten. Das hat insofern mit meinem Kinderwunschweg zu tun, als dass ich vor der beschwerlich werdenden Kinderwunschzeit gerade auf dem Weg war, nach dem Tod meiner Mutter psychisch wieder stabiler zu werden. Es war mir gerade erst wieder gelungen, Lebenslust zu spüren und Dinge wieder schön zu finden. Das Leben ging Schritt für Schritt bergauf.

Zudem habe ich nach dem Verlust meiner Mutter auch erleben müssen, dass mein Umfeld recht unsensibel mit der Situation umging. Es war mir deshalb sehr wichtig, nicht wieder in einen beschwerlichen oder beschatteten Alltag zu kommen. Ich wollte zu diesem Zeitpunkt nichts bezüglich einer Schwangerschaft forcieren und war der festen Überzeugung, dass ich irgendwann schon schwanger werden würde.

Zwei bis drei Jahre später hatte ich das Thema Schwangerwerden allerdings abgehakt, und mir wurde klar: Es wird nicht mehr passieren. Nicht auf dem natürlichen Wege, nicht mehr ohne medizinische Hilfe.

Doch diese wollte ich nicht, und wieder meldete sich meine innere Stimme: Wenn sich eine Schwangerschaft nicht von alleine einstellt, dann hat es einen Grund, und diesen Grund möchte ich nicht infrage stellen, indem ich mein Schicksal herausfordere.

Ich bin Arzttochter und habe mich dadurch mit Krankheiten und Behinderungen beschäftigt und vieles aus dem beruflichen Alltag eines Arztes mitbekommen. Ich wusste genau, dass ich der Auseinandersetzung mit einer Krankheit oder Behinderung nicht gewachsen war. Und ich wollte auch nicht vor eine Entscheidung gestellt werden, wenn mit dem Kind etwas nicht in Ordnung gewesen wäre. Und nicht jede noch so kleine Option bedenken müssen, wenn es um die Entscheidung ging, ob ich ein Kind *um jeden Preis* haben wollte.

Vielleicht wird das verständlich, wenn man weiß, dass meine Mutter in der Schwangerschaft mit mir an Mumps erkrankt war. Seinerzeit rechnete man mit einer 50-prozentigen Wahrscheinlichkeit, dass es problematisch werden könnte.[20] Ich weiß, dass meine Familie damals sehr gespalten war, wie man mit der Situation meiner Mutter (und mir im Bauch) umgehen sollte. Ich möchte ein Beispiel aus meiner Familie nennen: Durch das Wissen um ihre Mumps-Erkrankung und das damit verbundene Risiko für das Baby war es schwer, einen Paten für mich zu finden. Es gab nur einen Onkel, der von Herzen sagte: »Dieses Patenkind nehme ich an – egal, was wird.«

An diese Erzählungen erinnerte ich mich in meiner Kinderwunschzeit, und das wollte ich auf keinen Fall für meine Zukunft oder die Zukunft unseres Kindes.

Meine Mutter hat es damals sehr belastet, weil sie nicht wusste, was passieren würde. Zum Glück ging dann ja alles gut: Ich kam gesund auf die Welt.

Wenn ich jetzt über meine Kinderwunschzeit spreche, kommen die Gefühle wieder hoch. Es ist traurig … sehr traurig. Vor allem die Trauer über die Tatsache, dass ich mich nicht normal fühlte, hat mich sehr belastet.

Ich war wütend, dass ich nicht normal war wie alle anderen Frauen. Wütend, dass ich keine Kinder bekommen kann. Auch Gefühle der Scham waren dabei. Scham dem Mann gegenüber, mit dem ich zu der Zeit ja noch gar nicht so lange zusammen war.

Er ist ein wenig älter als ich und kam ohne Kinder in die Beziehung. Ihm wurde nun auch klar, dass er keine Kinder haben würde. Auch das habe ich als meine Verantwortung gesehen. Ich fühlte mich dafür verantwortlich, dass er niemals Kinder haben wird. Das fand ich sehr belastend.

Wir beide hatten immer schon ein herausforderndes Miteinander. Wir führten intensive Gespräche, und es blieb und bleibt stets etwas als Ergebnis übrig. Das ist mir wichtig zu sagen und aus meiner Sicht alles andere als selbstverständlich. Unsere Gespräche haben mich damals spürbar weitergebracht.

Es wurde klar, dass er der Meinung war, für die Frau sei es wichtig, alle Türen zu öffnen. Er sagte: »Wenn du ein Kind willst, dann bekommen wir ein Kind.«

Er hätte auch gern Kinder gehabt, aber sein Leben hing nicht davon ab. Darüber hinaus hatte er Erfahrung mit Freunden, die keine Kinder wollten. Er war jedoch immer der Überzeugung, dass man einer Frau einen Kinderwunsch nicht verwehren darf.

Daher haben wir das Thema offen diskutieren können, und er hat mir einen sehr hilfreichen Boden für all meine Wünsche bereitet. Hätte ich gesagt: »Ich will keine Kinder«, wäre das auch richtig und gut gewesen.

Mein Partner hat mir geholfen und mich sehr unterstützt in meiner sehr klaren und sehr eigenen Entscheidung. Egal, welche Entscheidung ich getroffen hätte – er ging und geht jeden Weg gemeinsam mit mir. Insgesamt war es ein schleichender Prozess: sowohl hinsichtlich der Entscheidung als auch des Abschieds vom Kinderwunsch.

Irgendwann spielte auch mein Alter bei den Überlegungen eine Rolle, und ich wusste: Jetzt muss ich nicht mehr so viel darüber nachdenken. Meine Konzentration wanderte mehr und mehr zu dem, was da war – zu meinem präsenten Leben. Das führte dazu, dass das Thema Kinder irgendwann in den Hintergrund rückte.

Ich spürte: Es ist gut so. Mein Leben ist schön.

Manchmal frage ich mich natürlich trotzdem, wie es gewesen wäre, wenn er Kinder gehabt hätte. Er wäre bestimmt ein toller Vater.

Ich bin oft in mich gegangen, um herauszufinden, warum es für mich so schlimm ist, »nicht normal zu sein«. Ist es wirklich das Problem, keine Kinder bekommen zu können? Ist es wirklich das Problem, nicht das Leben einer Mutter führen zu können?

Oder ist es diese Funktionalität, die ich nicht habe?

Ist es das Vermissen von Kindern oder Babys? Von dem Geruch der Kleinen und all dem, was andere so erzählen? Vermisse ich wirklich die Kinder? Oder leide ich darunter, dass es nicht funktionierte?

Ich hatte immer schon, auch in jüngeren Jahren, mit Kindern zu tun, die bereits älter waren. Mit den älteren Kindern konnte ich mehr anfangen als mit diesen kleinen »baby-warmen-weichen«. Davor hatte ich immer einen gewissen Respekt.

Heute würde ich sagen: Ich habe vor allem darunter gelitten, dass ich nicht schwanger werden konnte. Dass ich nicht normal war. Manchmal pikst es immer noch. Aber nicht mehr genug, als dass ich darunter leiden würde.

Meine größte Stütze in jener Zeit war wie gesagt mein Partner. Denn weil ich wusste, dass man mich fragen würde: »Warum gehst du denn nicht zum Arzt und lässt dich untersuchen?«, habe ich Gespräche über meinen unerfüllten Kinderwunsch mit anderen Menschen vermieden. Vielleicht hätte es dazu geführt, dass ich mich hätte untersuchen lassen.

Doch allem, was mit Arzt und mit Krankheit zu tun hat, wollte ich keinen Raum geben. So ließ ich auch keinen Besuch in einer Praxis oder einem Krankenhaus zu. Ich hatte kaum Bezug dazu. Die Gründe dafür liegen in der Vergangenheit.

Zu den Freunden, mit denen ich heute darüber rede, hatte ich damals noch keinen engeren Kontakt.

Später, als ich Mitte 30 war, habe ich auch negative Erfahrungen machen müssen. Die Erwartungshaltung von außen war sehr anstrengend – und teilweise auch übergriffig. Von anderen darauf angesprochen und gefragt zu werden, warum man keine Kinder hat, ist unangenehm.

Ich habe mit meinem Partner ein großes Haus gekauft, und wir wurden gefragt: »Wollt ihr ein Kinderheim aufmachen?« Es wären ja so viele Räume in dem Haus … Das war scherzhaft gemeint, und dieser unangemessene Kommentar kam auch nicht von einer Frau meiner Generation. Doch wenn man in Gesprächen auf Familienfeiern oder bei beruflichen Treffen gefragt wird: »Und, hast du Kinder?«, folgt oft sehr schnell die nächste Frage: »Und warum nicht?«

Wenn man keine Kinder aufweisen kann, ist man auch häufig schnell raus aus den gemeinsamen Gesprächsrunden. Schließlich kann man keinen kompetenten Beitrag zu Kinderthemen leisten – zumindest aus Sicht der kinderreichen Familien nicht. Es wird unterstellt, dass man nicht in der Lage ist, etwas dazu zu sagen, wenn man keine Kinder hat.

Ich habe beruflich sehr viel mit Kindern zu tun, und ich glaube, dass ich einen sehr guten Zugang zu ihnen habe. Vielleicht gerade weil es keine Triggerpunkte gibt, die ich als Mutter bei Kindern auslösen könnte.

Diese Haltung zur Kinderlosigkeit von anderen stört mich bis zum heutigen Tag, und ich diskutiere das gern offen und sehr konkret. Und ich sage es auch, dass ich es schwierig finde, danach gefragt zu werden, und dass es ganz viele Frauen gibt, die darunter leiden, in dieser Form angesprochen zu werden.

Es kann ja auch schwerwiegende Gründe für die Kinderlosigkeit geben – eine schwere Krankheit zum Beispiel. Manche Frauen können kaum mit sich selbst darüber reden, geschweige denn in einem Kreis mit mehreren Müttern.

Es ist und bleibt ein sehr sensibles Thema, und ich würde mir wünschen, dass man kurz nachdenkt, bevor man den Mund aufmacht. Kinderlosigkeit ist oft eine Entscheidung, die man selbst gar nicht gefällt hat.

Manchmal tut es mir leid, wenn ich so direkt werde, weil ich merke, dass viele gar nicht über ihre Worte nachgedacht haben und merken, dass sie gerade jemanden verletzen. Die Reaktionen sind oft beschämt: »Du hast ja recht.« Natürlich reagieren manche auch mit der Variante Verteidigungshaltung im Sinne von: »Wieso? Wenn man keine Kinder hat, kann man doch darüber sprechen. Das Thema ist doch jetzt eh durch.«

Während meiner Kinderwunschzeit habe ich nicht so direkt reagiert. Da war ich noch in dem Glauben, dass ich doch noch irgendwie schwanger werden würde.

Aber relativ kurz danach habe ich Wut empfunden und habe mich dann auch dazu geäußert. Wut darüber, dass es so ist, und Wut darüber, dass es so wenig Sensibilität bei den Mitmenschen gibt.

Das erinnerte mich wieder an die Zeit nach dem Tod meiner Mutter. Nichts über die Umstände wissen, sich keine Gedanken machen – und dann mit unsensiblen Fragen Wunden aufreißen.

Es war eine sehr intensive Zeit, in der ich sehr nach innen gekehrt war. Dabei bin ich eigentlich gar nicht der Typ dazu. Ich habe mich sehr viel mit mir selbst unterhalten. Vielleicht zu viel mit mir selbst und zu wenig mit anderen Menschen.

Womöglich hätte ich doch mehr Austausch mit Frauen suchen sollen, die in einer ähnlichen Situation waren. Vielleicht hätte es mir gutgetan, ihre Erfahrungen kennenzulernen, oder mir Mut gemacht, doch noch zu erforschen, warum es nicht klappte. Aber eigentlich kann ich das nicht als gut oder schlecht bewerten.

Ich hatte großes Glück, dass ich mich so intensiv mit meinem Partner austauschen konnte. Dass es *unser* Thema war und nicht nur mein eigenes (auch wenn ich viel mit mir allein ausgemacht habe).

Erfüllung finde ich heute in meiner Partnerschaft und in meiner Arbeit mit den Jugendlichen. Sie sind zwischen 12 und 22 Jahre alt. Ich genieße ihr Vertrauen, und sie erzählen mir viel – auch Privates und Familiäres. Ich gehe einen Weg mit ihnen und sehe ihre Entwicklung. Sie übernehmen viele Aufgaben beim Festival und es ist schön, über einen längeren Zeitraum mit ihnen zu tun zu haben. Es berührt mich zutiefst, dass das auch als Nicht-Mutter möglich ist.

Irgendwann kam mir die Idee, dass es vielleicht genau daran liegt, dass ich keine Kinder habe. Offensichtlich sende ich nicht das Gleiche aus wie Frauen, die Mütter sind. Vielleicht signalisiere ich mehr Neutralität. Ich weiß es nicht genau.

Heute erfüllt mich die Arbeit, und ich beschäftige mich intensiv mit Dingen, an denen mir etwas liegt.

Ich habe überlegt, ob ich eine Patenschaft übernehme für ein Kind, das es nicht so gut getroffen hat. Ich möchte kein Kind adoptieren, aber vielleicht einem eine gute Ausbildung ermöglichen. Solche Gedanken habe ich für die Zukunft, was Kinder angeht.

Ich glaube, mein Kinderwunsch hat sich heute in die Überlegung verwandelt: Was kann ich jemand anderem mitgeben, der nicht mein Kind geworden ist? Dabei muss man sich nicht nur auf Babys oder kleine Kinder fokussieren. Auch etwas ältere Kinder oder junge Erwachsene kann man sinnvoll unterstützen und fördern. Ich habe eine junge Frau im Blick, der ich wünschen würde, dass sie ihren Weg gehen kann. Da versuche ich mich einzubringen. Es ist ein wenig schwierig, da man nicht übergriffig und auch kein Ersatz für jemanden sein will. Es gibt ja immerhin eine richtige Mutter. Aber man kann eine gute Freundin sein.

Mit Jugendlichen oder jungen Menschen, die mich berühren, zusammen sein zu können, empfinde ich als Privileg.

Jeglicher Zorn ist weg, jegliche Wut ist weg. Ich habe nie eine Entscheidung gegen Kinder getroffen. »Es« hat entschieden, dass ich keine Mutter werde – was auch immer »es« ist.

Ich habe immer Angst gehabt, dass der Kinderwunsch noch mal zurückkommt. Dass mich noch mal eine ganz schlimme Torschlusspanik erfasst. Vielleicht wird es auch passieren, wenn das Klimakterium zuschlägt und rein biologisch nichts mehr geht – das weiß ich natürlich nicht.

Doch die Tatsache, dass ich mit mir im Reinen bin, bringt mich dazu zu glauben: Da kommt nichts Schlimmes mehr hoch. Es ist gut, wie es ist. Es ist *wirklich* gut, wie es ist. Ich habe ein sehr schönes Leben.

Einer Frau, deren Kinderwunsch sich nicht erfüllt, würde ich sagen: Glaub mir, das Leben ist wahnsinnig schön und man kann sehr viel geben. Dafür muss man nicht Mutter sein. Und es warten so schöne Dinge auf dich, die man vielleicht nur erleben kann, weil man nicht Mutter ist.

Ich möchte keine Vergleiche anstellen, aber ich glaube, dass man ohne Kinder auf eine ganz andere Art unabhängig sein und in der Partnerschaft leben kann als mit Kindern. Es hat etwas für sich, die Partnerschaft in einer 180-prozentigen Intensität leben zu können.

Kapitel 9
Ambivalenz im Kinderwunsch

» Ich hasse und liebe. Warum ich das tue, fragst du vielleicht. Ich weiß es nicht, aber ich fühle, dass es mir widerfährt, und leide Qualen.[21] Dies äußerte einmal der römischer Dichter Catull, der im 1. Jahrhundert v. Chr. lebte.

Wenn wir an den Kinderwunsch denken, scheint es, als gäbe es hinsichtlich der Entscheidung nur Schwarz oder Weiß – Kind ja oder Kind nein.

Schließlich, so sagt man, kann man sich ja nicht nur ein bisschen für ein Kind entscheiden. Für Paare gibt es hier keinen Spielraum, denn ein gemeinsames Kind ist eine Lebensentscheidung – auch wenn die Eltern später einmal nicht mehr als Paar zusammenleben.

Aber es gibt eine weitere Facette in der Kinderwunschzeit: ein inneres Hin und Her. Ein merkwürdiges Gefühl der Widersprüchlichkeit, ein scheinbar gleichzeitiges Bestehen von Ja und Nein. An manchen Tagen wünscht man sich ganz intensiv ein Kind und an anderen wiederum ist man froh, doch noch kein Kind zu haben.

Sich widersprechende Wünsche, Gefühle und Gedanken können sich zeitweise abwechseln und dazu führen, dass es keine klare Position und Aussage zum eigenen Kinderwunsch gibt.

Manch eine Frau fühlt sich zwiegespalten, was ihren Kinderwunsch angeht. Doch warum ist das so? Müsste sich nicht jede Frau von Natur aus ein Kind wünschen – aus ganzem Herzen, gespeist aus dem tiefsten Inneren? Für viele Frauen scheint das zu stimmen, doch es trifft längst nicht auf jede zu. Es scheint nur eine weitverbreite gesellschaftliche Annahme zu sein, dass sich jede Frau ein Kind wünscht. Diese Annahme führt zu einem Druck, den jede Frau zu spüren bekommt, die anders denkt und fühlt.

Häufig führt das dazu, dass diese Frauen sich nicht normal fühlen. Sie spüren den Druck von außen – und zugleich den inneren Druck, innerhalb eines gewissen Zeitraumes eine Entscheidung treffen zu müssen. Die Entscheidung fällt ihnen schwer, denn der Wunsch nach Fortpflanzung schwankt. Zu viele ungeklärte Fragen spielen in ihrem Kopf und Herzen eine Rolle:

- Gelingt es mir, Kinder und Beruf unter einen Hut zu bringen?
- Gerate ich in finanzielle Abhängigkeit?
- Möchte ich wirklich alle mit einer Mutterschaft verbundenen Konsequenzen tragen?
- Will ich meine Unabhängigkeit aufgeben?
- Muss ich für mein Kind aufgeben, was ich mir beruflich aufgebaut habe?
- Werde ich der Verantwortung gerecht?
- *Möchte* ich der Verantwortung gerecht werden?
- Will ich fremdbestimmt leben?
- Kann ich auf meine Freiheiten verzichten?

Der ideale Zeitpunkt

Viele Frauen warten auf den idealen Zeitpunkt, schwanger zu werden. Dabei definieren sie »ideal« als eine Phase, die nicht oder nur minimal belastet ist und in der beide Partner sich frei und bereit fühlen.

Doch den idealen Zeitpunkt gibt es nicht. Es ist eine romantische und übersteigerte Vorstellung, der die Realität nicht standhalten kann. Immer wieder wird es Gründe geben, die genau jetzt gegen eine Schwangerschaft sprechen, zum Beispiel eine berufliche Veränderung, der nächste Karriereschritt, ein Umzug, eine (zu) frische Partnerschaft, finanzielle Engpässe oder auch schlicht und ergreifend Zeitmangel.

Für Frauen mit ambivalenten Kinderwunschgedanken sind die fruchtbaren Jahre ein Segen und ein Fluch zugleich. Zum einen haben sie viele Jahre Zeit, Kinder empfangen und gebären zu können, und somit auch die Möglichkeit, den Wunsch immer wieder neu zu überdenken.

Auf der anderen Seite ist die fruchtbare Zeitspanne extrem lang – und immer wieder wird man mit der eigenen Zerrissenheit konfrontiert. Manch eine Frau wünscht sich die Wechseljahre herbei, um endlich die Entscheidung abgenommen zu bekommen.

Vielleicht übergibt sie die Entscheidung auch dem Schicksal oder in Gottes Hände.

Die Ursachensuche

Eine einfache oder einzige Ursache für einen ambivalenten Kinderwunsch gibt es nicht. Die Hintergründe sind vielfältig und individuell. Und nicht bei jeder Frau hat sich linear mit dem Erwachsenwerden auch ein Kinderwunsch entwickelt.

Ich habe bei der Recherche zu diesem Buch mit einer bekannten Journalistin gesprochen, die verheiratet und kinderlos geblieben ist. Was sie erzählte, war frei von dramatischen Erlebnissen oder tiefen Brüchen. »Es ist einfach so passiert«, berichtete sie. Und ich hatte in keiner Sekunde auch nur den geringsten Zweifel, dass sie es nicht genau so gemeint hat.

Die Angst

Andere Frauen berichten von einer Angst, die durch die Ambivalenz ihrer Gefühle genährt wird. Diese Angst kann sich in verschiedenen Aussagen wiederfinden:

- Was ist, wenn mich der Kinderwunsch viel später wieder einholt?
- Werfe ich mir irgendwann vor, nicht alle Register gezogen zu haben, um meinen Wunsch zu erfüllen?
- Habe ich etwas verdrängt, was ich mir genauer hätte anschauen sollen?
- Wie wäre mein Leben verlaufen, wenn ich Kinder bekommen hätte?

Diese Fragen kann man nicht beantworten. Es besteht aber die Möglichkeit, sich auf dem Weg immer wieder zu prüfen: Wie geht es mir heute mit meinen Gedanken? Kann ich – für den Moment, hier und jetzt – zu meiner Entscheidung stehen?

Wenn Ihnen das allein nicht gelingt, können Sie mit einer außenstehenden Person oder auch mit einer Fachfrau/einem Fachmann sprechen. Es könnte Ihnen vielleicht guttun, sich auf den Weg zu machen und zu schauen, was genau hinter Ihren Sorgen steckt.

Verbuchen Sie diese Arbeit als eine Art Seelenpflege und erleichtern Sie so Ihr Lebens-Reisegepäck. Wie viel leichter könnte es sich leben lassen, wenn die Sorgen verschwunden und die Ängste bearbeitet sind?

Es spricht auch nichts dagegen, das Thema Kinderlosigkeit durch Ambivalenz ruhen zu lassen. Nicht jedes Lebensthema muss bearbeitet werden. Viele Menschen haben im Laufe ihres Lebens Kompetenzen entwickelt, mit schwierigen Situationen umzugehen. Vermutlich spüren Sie ganz genau, wann und ob Sie Hilfe und Unterstützung benötigen oder ob es einfach noch nicht an der Zeit ist.

Manchmal tut es auch gut zu erkennen, dass man sich die Ambivalenz erlauben darf. Schließlich zeugt sie von einem Überlegen,

Prüfen und Abwägen aller Möglichkeiten. Diese Ambivalenz ist also alles andere als oberflächliches Handeln, Egoismus oder leichtfertiges Entscheiden. Mit ambivalenten Gefühlen zu leben, zeugt von Reife.

Sie haben im Laufe Ihres Lebens und Ihres unerfüllten Kinderwunsches einen Reifeprozess durchlaufen. Dieser Prozess versetzt Sie in die Lage, die gegensätzlichen Erlebniszustände zu ertragen und mit ihnen leben zu können.

Hier können sie Ihre Gedanken zu diesem Prozess notieren.

- Möchte ich meine Ambivalenz näher betrachten?

_____

_____

_____

_____

_____

- Worin könnte meine Ambivalenz begründet sein?

_____

_____

_____

_____

_____

- Wer könnte mir bei der Bearbeitung helfen?

_____

_____

_____

_____

_____

- Was brauche ich, um die Fragestellung zu meiner Zufriedenheit zu klären?

_____

_____

_____

_____

_____

Kapitel 10
Rituale im Abschied vom Kinderwunsch

Rituale[22] können eine heilsame und kraftvolle Unterstützung im Abschied vom Kinderwunsch sein. Sie geben unserem Schmerz, dem Verlust, nie ein eigenes Kind im Arm zu halten, einen Ausdruck, eine Bedeutung und Wahrhaftigkeit.

Rituale helfen uns bei der Verarbeitung von Gefühlen, für die es manchmal keine Worte gibt. Wer in einer Krisensituation ist und nach Hilfe sucht, stößt unweigerlich auf das Thema Rituale. Man sagt, dass ein Ritual weit mehr Bedeutung hat als das, was wir von außen betrachtet erkennen können.

Es ist wichtig, den richtigen Zeitpunkt zu wählen und das individuell passende Ritual für sich zu finden. Zudem ist es auch unabdinglich, die innere Bereitschaft für ein Ritual in sich zu tragen.

Der richtige Zeitpunkt für ein Ritual

Es gibt auch auf dem Weg zum richtigen Zeitpunkt leider keine Abkürzung – wir müssen uns an der Station im Prozess befinden, an der wir uns verabschieden wollen oder müssen. Oder, wie es Herzensmutter Jutta in diesem Buch formuliert hat (siehe Seite 63):

»Es hat lange gedauert, begleitet von vielen Tränen, vielen niedergeschriebenen Worten und intensivsten Gefühlen. Ich habe einen Brief geschrieben, ihn in eine Schachtel gelegt und verbrannt. Unzählige Bücher habe ich gelesen, habe oft auf dem Sofa gelegen und nur geweint.«

Stimmen Herz und Handlung überein, entsteht ein sehr kraftvolles Moment in unserem Inneren, welches wir auch später im Leben nicht mehr vergessen werden.

Ein Ritual scheint eine Magie in sich zu tragen, die aus weit mehr als nur Worten und Handlungen besteht. Es vertritt Emotionen, die sich schwer in Worte fassen lassen oder für die es momentan keine Worte gibt. Durch Rituale kann ein Rahmen geschaffen werden, der die Tragweite und die Größe der Gefühle angemessen umfasst.

Für Außenstehende kann ein Ritual eine Kleinigkeit sein. Für Betroffene jedoch kann es ein heilsamer Impuls sein und den Weg für einen Neuanfang ebnen. Zugleich bietet ein Ritual auch Raum und Zeit für Trauer und Abschied – genau das, was nötig ist, um Altes ehrwürdig verabschieden zu können. Es bietet Struktur, indem es die einzelnen Schritte vorgibt und die folgenden Komponenten enthält:

Raum + Handlung + Zeitrahmen

Der Raum bildet den Rahmen, die Handlung die Energie eines Rituals, und der Zeitrahmen ist für die Intensität des Erlebens verantwortlich. Ein Ritual ist immer ein in sich geschlossener, vollständiger Prozess.

Sie sollten wissen, dass Sie nicht absolut sicher in ein Ritual gehen müssen und auch nicht ganz und gar geheilt wieder aus dem Ritual herausgehen. Stellen Sie sich das Ritual wie einen klaren und deutlichen Impuls vor, den Sie bewusst setzen. Ihr Körper und Ihre Psyche können nun diesem Impuls folgen und langsam einen Heilungsprozess in Gang setzen. Die Wunde darf mit der Zeit zuwachsen, überwachsen und in Ihr Leben integriert werden.

Welche Rituale eignen sich für den Abschied vom Kinderwunsch?

Grundsätzlich eignen sich viele Rituale aus der Trauerbewältigung. Recherchieren Sie, was gut zu Ihnen passt. Sie dürfen die Vorschläge auch abwandeln, sodass sie noch besser für Ihr Leben und Ihre Gefühlswelt zugeschnitten sind.

Vielleicht finden Sie auch hier ein paar Impulse, die hilfreich für Sie sein können.

1. Kaufen Sie sich eine schöne, kleine Kerze. Vielleicht möchten Sie die Kerze schmücken und verzieren. Dabei muss nicht für andere erkenntlich sein, warum Sie die Kerze herrichten. Verbinden Sie die Kerze mit dem Abschied von Ihrem Kinderwunsch.

   Schauen Sie zu, wie die Kerze langsam abbrennt und kleiner wird. Wie das flüssige Wachs hinunterläuft, neue Formen bildet. Spüren Sie nach, wie Ihre Gedanken sich verändern. Sie dürfen auch kurz abschweifen, um gesammelt wieder zurückzukehren.

   Erleben Sie die Zeit, die Sie sich genommen haben, bewusst. Den intensiven Moment, in dem Sie vielleicht noch einmal etwas zum Abschied sagen möchten. In dem Sie Ihrer Traurigkeit Ausdruck verleihen, Ihrem Wunschkind sagen, dass es einen Platz in Ihrem Herzen hat und dass die Kinderwunschzeit immer ein Teil Ihres Lebens sein wird.

   Schließen Sie Ihr Kerzenritual mit einem positiven Impuls für die Zukunft ab. Sagen Sie zum Beispiel: »Ich mache etwas Gutes daraus.«

2. Schreiben Sie einen Brief an das Kind, das Sie nicht empfangen oder kennenlernen konnten. Schaffen Sie sich dafür zeitlich einen Freiraum, in dem Sie ungestört sind. Zu dem Sie niemanden erwarten, Sie nicht ans Telefon gehen und auch nicht die Tür öffnen müssen, sollte es klingeln.

Schreiben Sie sich alles vom Herzen, was sich in diesem Moment in Ihnen regt. Vielleicht möchten Sie Ihren Tränen freien Lauf lassen, vielleicht haben Sie aber auch ganz neue Gedanken und Erkenntnisse, die Sie bis jetzt noch nicht wahrnehmen konnten.

Erst wenn keine Worte mehr kommen möchten, der Kopf und das Herz für diesen Moment geleert sind, schließen Sie den Brief ab. Möchten Sie noch etwas Kleines hinzulegen? Eine kleine Feder, ein Rosenblatt oder ein Gänseblümchen?

Kleben Sie den Brief nun zu.

Was möchten Sie mit diesem Brief machen? Sie können ihn an einem besonderen Ort vergraben, ihn auf einem Fluss stromabwärts schwimmen, von einer Klippe langsam ins Meer segeln lassen oder ihn den Flammen eines Feuers übergeben.

Folgen Sie Ihrer Intuition. Sie wird Sie sicher leiten.

3. Viele Frauen finden Halt in kirchlichen Ritualen wie Gebeten oder Gottesdiensten. Sie können Ihr Abschiedsritual auch ganz im Stillen in der Kirche durchführen und vor Ort eine Kerze anzünden. Manchmal liegen dort Bücher aus, in denen man seine Herzensthemen eintragen kann. Warum nicht ein Gebet verfassen oder Abschiedszeilen hinterlassen?

4. Wählen Sie ein Symbol für Ihren unerfüllten Kinderwunsch. Vielleicht haben Sie schon in der aktiven Kinderwunschzeit etwas gesehen, bei dem Sie nicht widerstehen konnten und es kauften. Dieses Symbol können Sie nun für den Abschied vom Kinderwunsch einsetzen, denn es hat eine große Bedeutung für Sie. Folgen Sie auch hier Ihrer Intuition und suchen Sie sich einen letzten Ort für das Symbol aus. Wo möchten Sie es übergeben oder hinterlassen? Bei Punkt 2 finden Sie einige Anhaltspunkte.

5. Angeleitete Gedankenreisen können auch ein Ritual für Sie sein, wenn Ihnen diese Art der inneren Arbeit zusagt. Vereinbaren Sie einen festen Termin mit jemandem, der sich auf das Thema Abschied spezialisiert hat. In einem Vorgespräch kann man noch mal genau festlegen, worum es einem geht. In der angeleiteten Gedankenreise wird im Entspannungszustand mithilfe von inneren Bildern gearbeitet. Manchmal bleibt man auch trotz des Entspannungszustands im Dialog, sollte es für den Prozess hilfreich sein. Auch hier findet die Gedankenreise einen Abschluss, wie es für ein Ritual wichtig ist.

6. Systemische Einzelarbeit – diese Form der systemischen Arbeit eignet sich gut für Frauen, die einen Zugang zu ihren Gefühlen haben, sie aber nicht durch die zuvor genannten Rituale kanalisieren können. Viele Menschen kennen die Ansätze dieser Arbeit aus der »Familienaufstellung«, können sich aber eine Zusammenkunft mit vielen Menschen zu diesem Thema nicht vorstellen. In der Einzelarbeit können die Gefühle benannt, anerkannt und integriert werden. Der Abschied kann auch hier mithilfe von Symbolen heilsam unterstützt und abgeschlossen werden.

7. Unternehmen Sie bei klarem Wetter eine Bergwanderung. Suchen Sie sich eine Route aus, die für Sie teilweise beschwerlich ist. So symbolisieren Sie den Kinderwunschweg, den Sie hinter sich haben. Oben am Gipfel können Sie eine kurze Verschnaufpause machen und innehalten. Hinterlassen Sie am Gipfelkreuz einen für Sie wertvollen kleinen Gegenstand, den Sie mit Ihrem unerfüllt gebliebenen Kinderwunsch verbinden. Legen Sie ihn hin und sprechen Sie Ihren Abschied aus. Nehmen Sie Ihre Handlung bewusst wahr. In dem Moment, in dem es für Sie stimmig ist, richten Sie Ihren Blick nach vorn. Schauen Sie, welch weiter Ausblick sich Ihnen von dort oben auf dem Gipfel bietet. Steigen Sie dann wieder ab.

Empfehlenswert ist bei jedem Ritual, es gemeinsam mit dem Partner durchzuführen. Auch wenn Sie den Abschiedsprozess unterschiedlich wahrnehmen und durchleben: Ein gemeinsam durchgeführtes Ritual stärkt aufgrund der Intensität und innewohnenden Kraft die emotionale Verbundenheit in der Partnerschaft.

Notieren Sie hier gern, welches Ritual zu Ihnen passt.

_____

_____

_____

_____

_____

15 Jahre blieb meine Erkrankung Endometriose unerkannt

Sabine (51), Juristin

Bei dem Wort »Herzensmütter« habe ich sofort einen Impuls verspürt. Mit diesem Begriff kann ich mich sehr gut identifizieren. Ich verbinde damit, dass Kinder etwas Wunderbares sind und man ihnen im Herzen zugewandt bleibt, auch wenn man selbst keine eigenen Kinder bekommen hat.

Mit Muttersein oder Mutterschaft habe ich immer das Bild verbunden, dass man etwas weitergeben möchte, was man selbst bekommen hat. Ich hatte hier keine bestimmten sozialen oder gesellschaftlichen Vorstellungen. Wir alle sind in einen großen Kreislauf eingebunden. Jeder von uns ist einmal ein Kind gewesen, das heranwächst, Vater oder Mutter wird und seinen Erfahrungsschatz und sein Wissen an die kommende Generation weitergibt. Ich bezeichne das als Kreislauf des Lebens.

Ich empfinde es als etwas zutiefst Natürliches, Mutter zu sein. Ich glaube auch, dass die treibende Kraft dazu oder die Sehnsucht nichts ist, was vom Geist oder Kopf herkommt. Es ist ein Bedürfnis aus dem Bauch heraus.

Ich habe meinen Mann mit 34 Jahren kennengelernt. Uns war relativ schnell klar, dass wir uns gefunden haben und dass es eine feste Beziehung ist. Nach neun Monaten haben wir geheiratet.

Nachdem wir ein Jahr zusammen waren, hatten wir beide gemeinsam den Wunsch, eine Familie zu gründen. Es gab für uns keinen Grund, länger zu warten. Wir haben einfach nicht mehr verhütet – so wie es die meisten Paare tun. Doch dann mussten wir irgendwann feststellen, dass es nicht klappt. Das war zuerst nicht schlimm, denn man weiß und bekommt es auch bei anderen Paaren mit, dass eine Wartezeit durchaus normal ist.

Nach einem halben Jahr jedoch wurde ich nervös. Als Nächstes kamen Bedenken und Ängste. Zudem hatte ich seit mehreren Jahren starke Beschwerden und Schmerzen im Unterleib, für die es keine Erklärungen gab. Es folgte eine Phase der Angst, in der ich mich fragte, ob ich jemals schwanger werden würde.

Wir haben es insgesamt fünf Jahre versucht. Fünf Jahre, die ich als eine sehr lange Zeit empfunden habe. Wir hatten bis dahin nichts unternommen und uns auch nicht an Ärzte gewendet. Dafür gab es persönliche Gründe, denn mein Mann hatte gesundheitlich eine schwierige Zeit durchgemacht. Seine Erkrankung und die Behandlungen standen im Vordergrund und überdeckten vieles.

Rückblickend würde ich die Phase der Angst als die schlimmste bezeichnen. Ich habe mir in jener Zeit nichts anderes im Leben vorstellen können, als ein Kind zu bekommen. Das war vom Gefühl her geradezu eine Notwendigkeit. Dieser Lebensplan musste sich einfach erfüllen.

Irgendwann nahmen wir dann doch ärztliche Hilfe in Anspruch. Bei den Untersuchungen wurde festgestellt, dass ich unter einer Endometriose[23] in einem fortgeschrittenen Stadium litt. Mit Ende 37 wurde ich das erste Mal operiert. Die Ärzte sagten mir nach der OP, dass wir es weiterhin auf dem natürlichen Weg versuchen sollten. Die OP sollte die Voraussetzung verbessern, dass ich ganz normal schwanger werden konnte.

Ich bekam Hormone, doch die Endometriose verschlechterte sich erneut. Nach einem weiteren Jahr wurde ich das zweite Mal operiert, denn die Endometriose war inzwischen sehr weit fortgeschritten.

Wir gingen nun durch eine dritte Phase – die Zeit der Entscheidungen. Ich war mittlerweile 39 Jahre alt und hatte in den vielen Jahren unheimlich an Kraft verloren. Alles zehrte an mir. Mein Mann und ich waren uns lange Zeit nicht sicher, ob eine medizinische Unterstützung der richtige Weg für uns sei. Sollten wir das auch mit 40 Jahren noch weiterverfolgen? Hormongaben gegenüber waren wir aufgeschlossen, aber eine IVF kam für uns nicht infrage.

Zeitgleich tauchten auch die Gedanken auf, uns von unserem Kinderwunsch zu verabschieden. War nun der richtige Zeitpunkt gekommen, um aufzuhören und einen neuen Weg zu suchen?

Wir haben über eine Adoptionslösung nachgedacht und eine Auslandsadoption erwogen, denn eine Freundin von mir hatte erfolgreich ein Kind aus Mexiko adoptiert.

Die Phase der Entscheidung war nicht mehr so qualvoll wie die Phase der Angst. Wenn man eine Entscheidung trifft, verlässt man die hilflose Rolle. Man versucht, sein Leben wieder in die Hand zu nehmen und zu gestalten.

Wir haben uns dann gegen die Auslandsadoption entschieden, weil wir uns nicht vorstellen konnten, ein Kind aus seinem Kulturkreis zu reißen. Es war nicht unser Weg, und wir waren uns nicht sicher, ob es für das Kind gut gewesen wäre.

IVF wollten wir nicht, weil ich viele Geschichten gehört hatte, wie qualvoll und anstrengend dieser Versuch sein kann. Mit Ende 30, Anfang 40 haben wir gesagt: »Stopp! Wir machen einen Schnitt.«

Den Abschied von unserem Kinderwunsch haben wir beide gleichermaßen intensiv erlebt. Es war keineswegs so, dass wir wieder zur Tagesordnung übergegangen sind und gleich neue Pläne geschmiedet hätten.

Mich begleitete jahrelang eine gewaltige Trauer, die mit einem Bündel negativer Emotionen gepaart war. Ich war in dieser Zeit starken Stimmungsschwankungen unterworfen. Manchmal hatte ich das Gefühl, es ginge endlich wieder aufwärts, doch dann kam die Trauer zurück. Insgesamt dauerte dieser Prozess fünf bis sechs Jahre. Genau kann ich diesen Zeitraum nicht beziffern, da es keinen präzisen Startpunkt und kein exaktes Ende gab.

Ich erlebte auch immer wieder gute und schöne Phasen, in denen ich den Wunsch verspürte, aktiv zu werden und die Verantwortung für mein Leben zu übernehmen.

Gegen Ende dieses Trauerprozesses wurde mir noch ein Irrtum bewusst. Ich hatte das Thema Muttersein immer auf die Zeit mit

Babys und Kleinkinder bezogen. Ich war der Auffassung, dass sich mein Leben ohne Kind nur für ein paar Jahre von dem Leben anderer Paare mit Kindern unterscheiden würde. Der Zeitrahmen, bis sich die Lebenswege dann wieder angleichen, sei dann überschaubar. Doch das war grundlegend falsch. Ich sehe es an meinen Freundinnen, die fast alle Kinder haben. Der gesamte Lebensweg unterscheidet sich. Die Elternrolle bleibt, selbst wenn die Kinder größer und mit den Jahren selbstständiger werden.

Das habe ich relativ spät mit Mitte 40, also gegen Ende des Verarbeitungsprozesses, erkannt. Als die Kinderjahre des Nachwuchses meiner Freundinnen vorbei waren, begriff ich, dass Kinder das ganze Leben ihrer Eltern bestimmen.

Ich habe darüber nachgedacht, doch auch mit diesem neuen Wissen war für mich und meinen Mann der Verzicht auf die IVF der richtige Schritt.

Es fühlte sich für mich nicht mehr richtig an, an meinem Kinderwunsch festzuhalten. Es war ein reines Bauchgefühl, das mir sagte, jetzt sei es an der Zeit, loszulassen. Es gab sonst keinen Faktor für diese Entscheidung.

Allerdings gab es eine Situation, an die ich mich gut erinnern kann und die in diesem Zusammenhang wichtig war. Ich habe mich im Wartezimmer der Ärzte mit anderen Frauen ausgetauscht, die ebenfalls seit vielen Jahren in Behandlung waren. Fünf Jahre Warten war für mich schon eine lange Zeit. Doch dort traf ich Frauen, die einen deutlich längeren Kinderwunsch und schon viele IVF-/ICSI-Versuche hinter sich hatten.

Diese Gespräche waren mit Sicherheit ein auslösendes Moment für mich. Da hat es fast hörbar »Klick« gemacht. Ich erkannte, dass es auch mit meinem Körper zu tun hatte. Eine Endometriose spürt man sehr deutlich, und ich hatte das Gefühl, dass mein Körper zusätzliche Behandlungen nicht mehr verkraften würde.

Für meinen Mann und mich war es nach dieser Entscheidung eine Herausforderung, mit dem Gefühl der Leere umzugehen. Der

Wunsch nach einem gemeinsamen Kind ist ein riesiges Projekt. Damit ist man als Paar beschäftigt und ausgefüllt. Man redet immer wieder darüber. Die Gedanken und Gefühle kreisen jahrelang darum – und irgendwann ist dieses allumfassende Thema einfach fort.

Diese Lücke füllt sich nicht von heute auf morgen, auch in der Beziehung nicht. Zwischen mir und meinem Mann gab es dann eine distanzierte Phase, die ein paar Monate dauerte. Das war gut für uns, denn wir mussten uns beide neu sortieren. Ich stellte mir die Frage: Was baue ich mir in meinem Leben auf?

Wir haben uns gegenseitig sehr unterstützt. Ich bin ein sehr kommunikativer Mensch, während mein Mann eher still ist. Er hat mir unendlich geduldig zugehört. Es klingt banal, aber wir waren beide einfach füreinander da. Er war ein unglaublicher Anker für mich, und es hat nie einen Moment gegeben, an dem ich unsere Beziehung angezweifelt habe. Das ist bis heute so geblieben.

Man weiß nicht, was nach der Trauerzeit kommt, in der alles nur noch schwarz ist. Wir wussten aber beide im tiefsten Inneren, dass wir füreinander da sind und das auch bleiben. Wir waren uns beide die wichtigste und größte Stütze.

Ich hatte und habe immer noch Freundinnen, mit denen ich jederzeit über meine Kinderlosigkeit sprechen kann. Wenn man sich traut, über diese intimen Dinge zu reden, wird man Menschen finden, die einem zuhören und sich mit einem darüber austauschen. Das ist kein glücklicher Zufall. Dieses Glück ist für jeden erreichbar, wenn man aus sich herausgeht. Das hat mir unendlich geholfen.

Ein absoluter Tiefpunkt war die letzte Zeit kurz vor dem »Stopp«, dem Abschied von meinem Kinderwunsch. Die Zeit, in der ich immer deutlicher spürte, dass ein Fortführen der Behandlungen weder für meinen Körper noch für meine Psyche der richtige Weg war. Ich spürte auch, dass ich das nicht länger verdrängen konnte. Das war eine Verzweiflung, die ich nicht in Worte fassen kann.

Ein weiterer Wendepunkt war auch ein äußerer Umstand. Ich war Ende 30 und bekam plötzlich die Möglichkeit, mich beruflich zu verändern. Es war kein Karriereschritt, sondern eher eine unheimlich spannende Möglichkeit, die sich hier auftat, und eine befreiende Erkenntnis: Es gibt da draußen noch mehr Dinge, die das Leben bereichern!

Ich hatte große Lust auf diesen Jobwechsel. Ich habe Menschen aus unterschiedlichen Ländern kennengelernt und bin in eine ganz neue Welt eingetaucht. Das war sicherlich nicht der einzige Grund für eine Wende, aber es war ein wichtiger Anlass.

Wer das Thema Kinderlosigkeit nur in seinem Umfeld oder aus den Medien mitbekommt, vermag sich nicht vorzustellen, was für eine emotionale Wucht es haben kann. Ich hatte vorher nichts ähnlich Emotionales kennengelernt.

Die besonders schlimme Zeit hat sich später nicht wiederholt. Wir waren durch das Tal hindurchgeschritten. Wir haben nie professionelle Hilfe wie psychologische Beratung oder Betreuung in Anspruch genommen. Ich weiß heute nicht, warum nicht. Im Nachhinein betrachtet wäre das sicher sinnvoll gewesen. Ich habe mich damals mit anderen über dieses Thema ausgetauscht und viele Gespräche mit Freunden und in der Familie geführt.

Der äußere Weg, mit der Situation zurechtzukommen, führte durch den Freundeskreis, die Familie, die berufliche Veränderung, Hobbys, die Zeit füllen und Lebensgefühle bereichern.

Doch auch für meinen inneren Weg habe ich mir viel Zeit genommen. Für die grundsätzlichen Fragen, die ich mir stellte: Warum ist dieser Kinderwunsch so prägend, warum ist das so dringend bei mir? Gibt es verschiedene Ursachen, kann ich mit der Kinderlosigkeit umgehen, wie kann ich loslassen? Das waren ruhige Stunden mit mir selbst. Es hat lange gedauert, aber mit Mitte 40 hatte ich endgültig losgelassen. Inzwischen sind einige Jahre vergangen, und heute sehe ich kleine Kinder mit Freude.

Was ich als den inneren Weg bezeichne, hat mir geholfen und gutgetan. Ich musste eine Möglichkeit finden, neue Lebensentwürfe als vollwertig zu akzeptieren. Ich habe lange damit gehadert: Ist mein jetziges Leben nur Ersatz oder ist es das richtige Leben? Ich fand es schwierig, Alternativen zu akzeptieren. Ich wollte kein »Zweite-Wahl-Leben« führen. Aber ist denn nur das Muttersein absolut in Ordnung und »erste Wahl«? Für mich war es früher sehr wichtig, dass mein Lebensentwurf von der Gesellschaft voll und ganz und ohne Vorurteile akzeptiert wird.

Ich möchte gern Beispiele für verletzende Vorurteile nennen. Sie sind banal, aber sehr bezeichnend. Wir hatten Katzen. Manche Menschen dachten, dass es Ersatzkinder waren. Andere sagten: »Sabine hat einen tollen Job. Der war ihr wohl wichtiger als eigene Kinder.«

Ich wollte mich wehren. Diese Aussagen waren schwere Kränkungen. Doch heute kränken sie mich nicht mehr. Ich muss nicht gegen diese Klischees ankämpfen, denn es gibt genügend Menschen, die anders denken. Es gab immer wieder mal eine weitere Bemerkung, die ich verletzend fand: »Habt ihr Glück, dass ihr keine Kinder habt.« Früher traf mich ein solcher Satz schwer und machte mich wütend. Inzwischen kann ich auch diese Aussage einfach abschütteln, denn eigentlich möchten die Menschen sagen: »Ich bin gestresst und müde, wir haben Sorgen, und manchmal ist alles zu viel.« Was Paare mit Kindern sehen, ist, dass ich mehr Zeit und Ruhe für mich selbst habe.

An dieser Erkenntnis ist etwas dran. Man hat sehr viel Zeit, sich mit sich selbst und anderen Menschen oder Dingen zu beschäftigen. Das hat wieder etwas mit der Leere zu tun, die gefüllt werden will. Diese Leere kann auch ein Geschenk sein, denn ich kann bestimmen, womit ich sie fülle und wie ich sie verwende. Sie ist reine Energie und Zeit für mich.

Ich habe Bedürfnisse für mich entdeckt, die ich einzeln angehen konnte. Ich merkte beispielsweise, dass es ein zentrales Bedürfnis von mir ist, sich um etwas zu kümmern, und ich erkannte, dass es eine Menge anderer Lebewesen und Menschen gibt, um die man sich kümmern kann, wenn man das gern tun möchte.

Wenn ich zurückblicke, muss ich leider sagen, dass meine Erfahrungen mit Ärzten negativ waren. Endometriose scheint immer noch eine recht unbekannte Krankheit zu sein. Es gab Gynäkologen, die mit dieser Diagnose nichts anfangen konnten. 15 Jahre lang wurde meine Erkrankung nicht erkannt.

Mit dem Wissen, das ich heute habe, hätte ich einiges anders gemacht, denn die Verantwortung für mich und meinen Körper kann ich nicht in andere Hände abgeben. Ich wäre viel bewusster durch diese Zeit gegangen, hätte schneller den Arzt gewechselt.

Es gab auch Freundschaften, die auseinanderliefen. Eine Freundin hatte vier Kinder bekommen. Irgendwann gab es keinen Raum mehr für unsere Freundschaft. Das war traurig, aber es waren Gott sei Dank nicht sehr viele Freundschaften, die beendet werden mussten.

Jahrelang habe ich mich mit dieser scheinbar einfachen Frage schwergetan: »Haben Sie Kinder?« Ich hatte keine Antwort auf diese simple Frage. Ich war unsicher im gesellschaftlichen Umgang damit, denn sie klingt harmloser, als sie ist. Inzwischen habe ich die einfachste aller Antworten gefunden, nämlich ein schlichtes Nein. Es war jedoch ein weiter Weg, denn auch die Reaktionen *darauf* sind nicht immer einfach. In meinem jetzigen Alter nehmen die Fragen in diese Richtung allerdings deutlich ab.

Wenn ich anderen Frauen in einer ähnlichen Situation einen Rat geben würde, würde er lauten: Versuche, dich zu sortieren, und lass dich begleiten.

Ich würde mich heute begleiten lassen. Es ist eine unglaubliche Stütze, da man einen festen Rhythmus für Gespräche und Behandlungen hat. Zu einem anderen Thema habe ich früher einmal Unterstützung in Anspruch genommen. Der gleichmäßige Rhythmus hat mir in schweren Tagen geholfen, denn ich wusste, dass ich in ein paar Tagen wieder einen Termin habe und Hilfe bekomme. Eine enge Vertrauensperson ist ebenfalls wichtig. Wenn man sich öffnen kann, findet man auch Menschen, mit denen man sehr persönlich leben und sprechen mag.

Der Kinderwunsch ist fort. Das kann ich ganz klar sagen. Ich fände es zwar heute immer noch schöner, wenn wir Kinder bekommen hätten, aber mein Mann und ich leben ein schönes Leben. Der Kinderwunsch ist kein unerfüllter Wunsch mehr. Was ich in meinem Leben gefunden habe, ist Gelassenheit. Es ist schade, dass man viele Dinge erst begreift, wenn man sich in einer späteren Lebensphase befindet.

Viele Frauen mit Kinderwunsch sind 30 bis 35 Jahre alt. Das war bei mir eine Phase, in der ich dachte, dass jeder seine Wünsche verwirklichen kann. Die Erfahrung, dass Schicksalsschläge und unerfüllte Wünsche zum Leben gehören, hat mir damals noch gefehlt. Hätte ich dieses Wissen schon gehabt, wäre der Wunsch nach einem Leben mit Kind nicht so alternativlos gewesen und es wäre mir leichter gefallen, mich von diesem Lebensplan zu lösen.

Mit der Zeit merkte ich immer deutlicher, dass ich mich um etwas kümmern möchte und mir Beziehungen mit Menschen ausgesprochen wichtig sind. Nähe ist etwas sehr Schönes und Erfüllendes. Auch die Natur gibt mir sehr viel.

Beruflich war und ist es mir wichtig, dass ich anspruchsvolle und spannende Tätigkeiten habe. Dieses Ziel kann ich verwirklichen. Ich habe über die Jahre auch unterschiedliche tolle Hobbys gepflegt, zum Beispiel Golfspielen. Golf ist entspannend, und man verbringt viel Zeit mit fremden, netten Menschen. Man verlässt den vertrauten Bekanntenkreis, was immer wieder sehr interessant ist.

Heute sind es die kleinen Dinge, die mich erfüllen. Sie genügen mir und geben mir und meinem Leben einen Sinn.

Wenn ich zurückblicke und ein Resümee ziehe, dann weiß ich jetzt, dass es einen inneren und einen äußeren Weg dieses Prozesses gibt. Es braucht immer beide Wege. Ich habe das Unzulängliche an mir akzeptiert, und das hat sehr gutgetan.

Berührt hat mich ein besonderer Satz, den ich vor vier Jahren gelesen habe: *It stuck me to the core* – es hat mich auf das Wesentliche fixiert.

Ich war auch einmal an diesem Punkt, habe ihn erlebt und durchlitten. Es geht darum zu lernen, das Wesentliche vom Unwesentlichen zu unterscheiden. Dafür habe ich heute Gelassenheit geschenkt bekommen.

Ich würde einer betroffenen Frau, die am Anfang des Abschiednehmens steht, raten: Gib dem Abschied Zeit.

Kapitel 11
Wenn der Partner nicht will

Kommt Ihnen folgende Geschichte bekannt vor? Sie waren oder sind in einer glücklichen Beziehung, lieben Ihren Partner aus tiefstem Herzen und wünschen sich – so Ihr natürlich empfundener Beziehungsverlauf – ein gemeinsames Baby.

Vielleicht haben Sie es Ihrem Partner bei einem romantischen Abendessen mitgeteilt, vielleicht schon ganz am Anfang Ihrer hochverliebten Phase oder auch zu einem späteren Zeitpunkt, an dem Sie spürten: Das ist mein Partner fürs Leben.

Erfüllt von tiefsten Emotionen und einer Portion Aufregung sagten Sie: »Schatz, ich möchte gern eine Familie mit dir gründen und ein Baby bekommen.«

Kaum war diese Mitteilung ausgesprochen, spürten Sie in Millisekunden, dass nicht die gewünschte Reaktion folgen würde. Die Antwort war zu zögerlich, der Gesichtsausdruck nicht wie erwartet, die Körperhaltung angespannt …

Vielleicht hat sich Ihr Partner gewunden und eher vage, ausweichend geantwortet. Vielleicht war er aber auch klar und direkt: »Kinder sind für mich kein Thema.«

Sie hofften, sich verhört zu haben. Das konnte er ja gar nicht so meinen, bestimmt war er nur überrumpelt und braucht ein wenig Zeit. Vielleicht war der Augenblick der Mitteilung auch nicht der richtige. Was nicht sein darf, kann nicht sein.

Es ist zutiefst menschlich, in einer Situation wie dieser alle Erklärungsmuster zu bemühen, die eine solche Antwort begründen könnten, und Alternativen zu finden:

- Vielleicht überlegt er es sich noch einmal anders.
- Er geht doch so gut mit Kindern um – bestimmt meint er es nicht so.
- Ich lass ihn in Ruhe und bespreche das später noch mal mit ihm.
- Kommt Zeit, kommt Rat.
- Vielleicht wird ja sein Vatergefühl geweckt, wenn er sieht, wie seine Freunde glückliche Papas werden.

Mit diesen Gedankengängen, Unsicherheiten und den daraus resultierenden Verhaltensweisen sind Sie nicht allein. Auch wenn jede Partnerschaft individuelle Hintergründe, Probleme und Herausforderungen mit sich bringt: Bei der Gefühlslage der Frauen lassen sich häufig Übereinstimmungen finden.

Im tiefsten Inneren dämmert es vielen Frauen bereits zu diesem Zeitpunkt, dass die Aussage ihres Partners Gültigkeit hat und es wohl keinen Kompromiss geben wird. Die Tragweite dieser Entscheidung ist im Moment noch unfassbar groß und kaum zu begreifen – sie möchte häppchenweise verdaut werden. Oftmals wird die Sorge um das Gehörte auch verdrängt und die Auseinandersetzung mit den unterschiedlichen Positionen verschoben.

Wäre es in dem Augenblick schon möglich, das Geschehen mit Abstand zu betrachten, könnte man einen weiteren Aspekt erkennen. Der Mann macht seiner Partnerin ein großes, wenn auch trauriges Geschenk: Er spricht klar und deutlich seine Position an und lässt sie nicht im Unsicheren. Das zeugt von Klarheit und Respekt ihr gegenüber.

Unsere Herzensmutter Jutta beschreibt ihre damalige Situation so (siehe Seite 61):

»Ich lernte einen jüngeren Mann kennen, der gleich sagte, dass er keine Kinder haben wollte. Er glaubte, nicht für ein Kind sorgen zu können. Ich habe mich danach gerichtet. Ich entschied mich für die Beziehung und gegen ein Kind.

Doch nach dieser Entscheidung fiel ich langsam in eine depressive Verstimmung. Zunächst waren die Symptome kaum wahrnehmbar, doch je mehr ich den Kinderwunsch unterdrücken musste, desto trauriger und depressiver wurde ich.

Darunter habe ich sehr gelitten. Aber ich habe an der Beziehung festgehalten, weil sie mir sehr viel wert war. Dieser Mann war immer ehrlich zu mir und hat mir nie etwas vorgespielt. Ich dachte also: ›Okay, dann lasse ich das mit einem Kind.‹

Wir haben nicht verhütet. Ich kannte meinen Körper sehr gut, und wir haben niemals miteinander geschlafen, wenn ich meine fruchtbaren Tage hatte.«

So verschieden die Beweggründe auch sein mögen: Der Partner hat seine Entscheidung getroffen und sie klar kommuniziert. Die Schwierigkeit liegt nun in der Interpretation des Gesagten und vor allen Dingen im Umgang mit den Folgen.

Frauen, denen es so oder ähnlich ergangen ist, verspüren oftmals auch den ersten Riss in der Beziehung und fühlen sich in der Partnerschaft alleingelassen. Sie fragen sich: »Wie kann das sein? Wir lieben uns doch. Das darf einfach nicht wahr sein.«

Auch stellen sie die Liebe ihres Partners ihnen gegenüber infrage. »Wenn er kein Kind mit mir will, dann wird er mich wohl nicht genug lieben«, oder: »Ich bin wohl nicht die Frau, die er sich als Mutter für seine Kinder wünscht.«

Viele Frauen ziehen sich dann zurück. Sie haben Sorge, ihren Partner zu nerven und so seine Ablehnung, gemeinsam ein Kind zu bekommen, weiter zu untermauern. Sie hüllen sich in Schweigen und hoffen, dass irgendwo noch ein Türchen offen ist und Herz und Liebe siegen werden.

Andere Frauen wiederum können sich aus Verzweiflung nicht mehr im Zaum halten: Sie brechen immer wieder einen Streit vom Zaun, finden kein anderes Thema mehr und bearbeiten ihren Partner parallel auf die subtile Art und Weise: »Schau mal, Liebling, ist das nicht ein tolles Vater-Sohn-Gespann dahinten im Park? Wie süß!«

Es tut in verzwickten Situationen gut, unnötige Auseinandersetzungen und somit Kraft und Nerven zu sparen. Auch wenn es Sie Überwindung kostet: Sprechen Sie lieber direkt und von Anfang an offen und ehrlich miteinander. Denn nur so können Sie zu einem späteren Zeitpunkt eine Entscheidung für sich selbst treffen, ob und wie es mit Ihnen als Paar weitergehen kann.

Die Verzögerungstaktik

»Lass uns in drei Monaten noch mal darüber sprechen«, oder: »Ich habe gerade den Kopf nicht dafür frei – bei der Arbeit ist die Hölle los, und Projekt XY vereinnahmt mich im nächsten halben Jahr komplett.«

Davon konnte unsere Herzensmutter Natalie ein trauriges Lied singen (siehe Seite 88):

»Er [mein Partner] stand immer auf der ›Bremse‹ und sagte: ›Lass uns noch ein bisschen warten mit einem Baby‹ oder: ›Lass uns im Urlaub in Ruhe darüber reden.‹ Waren wir im Urlaub, hieß es: ›Jetzt lass uns doch nicht ausgerechnet in unserem Urlaub darüber sprechen.‹ Er spielte auf Zeit. Ein endgültiges Signal habe ich nie von ihm erhalten.«

Was macht eine Frau, die sich sehnlichst ein Kind wünscht, in diesem Fall? Sie schaut in ihrem Kalender nach, wann die drei Monate um sind, und markiert sich das Ende des Projekts XY, um ihren Partner dann erneut auf das Thema Baby anzusprechen. Oder sie hofft wie Natalie, zum Beispiel im Urlaub den geeigneten Zeitpunkt für ein Gespräch und eine positive Entscheidung zu finden. Und wer weiß? Vielleicht verhelfen Ruhe, Entspannung, Sonne und Gelassenheit ja auch zu einem innigen Zusammensein und zu einem Wandel der Überzeugungen.

Die Verzögerungstaktik ist jedoch eine nervliche Zerreißprobe. Eine Frau, die in dieser Situation verharren muss, hört ihre Uhr ticken, fühlt ihren Kinderwunsch im Herzen, hat Angst, nicht genug geliebt zu werden, und sieht letztendlich auch ihren Kinderwunsch dahinschwinden.

Was können Sie tun?

Wenn Sie sich momentan unsicher fühlen und nicht so recht wissen, was eigentlich in Ihrem Inneren los ist, unternehmen Sie mal bewusst einen Perspektivwechsel: Stellen Sie sich vor, Ihre beste Freundin wäre genau in dieser Situation (oder Ihre jüngere Schwester) und vertraut sich Ihnen an. Was würden Sie ihr raten?

Das klingt zunächst ein wenig seltsam, doch probieren Sie es mal in einem stillen Moment aus. Es ist gar nicht so leicht, die Rollen zu tauschen. Einen Versuch ist es aber wert, denn schon oft hat sich aus dieser Überlegung der nächste Impuls gelöst. Und selbst wenn er sich vielleicht noch nicht gleich umsetzen lässt: Vertrauen Sie darauf, dass über Ihr Bewusstsein etwas ins Rollen kommt, was später im Herzen Platz findet.

Der nächste Schritt

Fassen Sie sich Ihrer mentalen Gesundheit zuliebe ein Herz und suchen Sie das klärende Gespräch. Machen Sie Ihrem Partner deutlich, wie es Ihnen in dieser diffusen Warteposition geht. Überlegen Sie sich vorab auch, wie viel Zeit sie noch ins Land gehen lassen können, ohne ganz zu verzweifeln.

Machen Sie sich selbst klar, ob Sie mit Ihrem Partner zusammenbleiben möchten, wenn er bei seiner Entscheidung bleibt. Das ist ein schwieriger Punkt, doch die ehrliche Beantwortung ist wichtig, um später zufrieden und eins mit sich werden zu können.

Es klingt zunächst hart, doch setzen Sie ein Ultimatum und machen Sie sich und Ihrem Partner die Konsequenzen bewusst: »Ich liebe dich und möchte uns eine Chance geben. Ich gebe dir noch drei (vier, fünf, sechs) Monate Zeit, dich zu entscheiden. Solltest du dich gegen ein gemeinsames Kind entscheiden, kann ich in unserer Partnerschaft so nicht weiterleben und werde aus diesem Grund gehen müssen.«

Varianten

Manche Frauen entscheiden sich auch für ganz unkonventionelle und gewagte Wege. Sie verheimlichen ihrem Partner ihre fruchtbaren Tage, manipulieren den Kalender oder lassen – entgegengesetzt ihrer offiziellen Version – die Verhütung weg.

Andere wiederum schlafen ohne Verhütung mit einem anderen Mann, um schwanger zu werden. Ihnen ist von vornherein klar, dass sie ein Kind wollen und keine Ansprüche an den biologischen Vater stellen werden.

Frauen, die diesen Wegen folgen, haben ebenfalls eine Entscheidung getroffen. Sie haben sich ihre Prioritäten klargemacht und setzen die Chance auf ein ersehntes Kind an erste Stelle.

Das bedingt natürlich eine reifliche Überlegung und auch eine bewusste Lebensplanung. Wie ehrlich möchte ich mit meinem Partner umgehen? Kann ich die Konsequenzen meiner Handlung tragen? Möchte ich ein Kind allein großziehen und bin ich dazu in der Lage? Kann ich zu meinem Handeln stehen, auch wenn ich kinderlos bleibe?

Wenn der Partner schon Kinder hat

Wenn Ihr Mann schon ein oder mehrere Kinder aus einer früheren Beziehung hat, bezieht er in Ihrer neuen Beziehung vielleicht klar Position: »Ich bin schon Vater und möchte keine weiteren Kinder.«

Sein Kinderwunsch ist erfüllt. Er hat im Idealfall die Vaterschaft gelebt und lebt sie vermutlich immer noch mehr oder weniger intensiv. Er sieht sein Kind am Wochenende oder bringt es in Ihre Beziehung mit.

Auch hier gibt es keinen Spielraum, und Sie müssen sich entscheiden: Möchte ich unbedingt mit diesem Mann weiterleben, oder ist mir ein eigenes Kind wichtiger? Ist er mir so viel wert, dass ich mit meinem intensiven Wunsch zurückstecke? Kann ich auf das Gefühl und das Erleben einer Mutterschaft ihm zuliebe verzichten?

Es ist eine sehr schwere Entscheidung, die sich nicht von heute auf morgen treffen lässt.

Für viele Frauen ist es ein Prozess, in dem sie immer wieder schwanken. Ab und an gesellt sich der heimliche Gedanke hinzu: Vielleicht überlegt er es sich doch noch anders, oder: Vielleicht passiert es ja doch noch irgendwie. In den meisten Fällen sind diese Überlegungen oder Hoffnungsschimmer jedoch eine Sackgasse. Sie wühlen nur auf, ohne einen Ausweg aufzuzeigen.

Was kann Ihnen helfen?

Manchmal tut es gut, ein Gespräch mit einer Fachperson zu führen. Wenn Sie Ihr Anliegen klar formulieren können, lässt sich gemeinsam beleuchten, was wirklich für Sie in Ordnung ist. So kann Ihnen eine Beratung auch in Zeiten helfen, in denen Sie nicht gut mit der ungewollten Tatsache umgehen können oder Sie doch ins Hadern mit sich und Ihrer Beziehung geraten.

Es kann gut sein, dass Sie ab und an die folgende Sorge empfinden: Wird mich meine Entscheidung für den Partner und gegen ein Kind irgendwann einholen? Was ist, wenn unsere Beziehung irgendwann später einmal zerbricht? Dann stehe ich ohne Partner und ohne Kind da.

Bedenken Sie: Nicht nur Ihr Partner hat eine Entscheidung getroffen – auch Sie. Es ist wichtig, dies anzuerkennen, denn sonst fühlen Sie sich vielleicht dauerhaft benachteiligt, und das tut nicht gut. Es bleibt einzig und allein für *Sie* zu klären: Kann und will ich diese Entscheidung annehmen und mich von meinem Kinderwunsch verabschieden?

Haben Sie diese Frage für sich beantwortet, sollte auch das Hadern mit der Entscheidung der Vergangenheit angehören. Denn es bringt niemandem etwas, wenn dieser essenzielle Punkt unbewusst zwischen Ihnen als Paar offenbleibt und es irgendwann zu Unzufriedenheit, Aggressionen oder Vorwürfen kommt. Schenken Sie sich also Anerkennung für diesen emotionalen Meilenstein.

Jede Entscheidung, die bewusst getroffen wird, macht Sie wieder handlungsfähig und gibt Ihnen Lebensqualität.

Vielleicht rundet es Ihren Weg hilfreich ab, wenn Sie sich ein Abschiedsritual aus Kapitel 10 aussuchen und liebevoll für sich durchführen. Oder möchten Sie sich lieber jemandem anvertrauen, der Sie beim Abschiednehmen begleiten kann?

Eine systemische Arbeit[24] kann diesen Prozess ebenfalls positiv unterstützen. Dabei geht es nicht darum, den Partner »zu bearbeiten«, sondern nur um Ihr persönliches Empfinden, Ihr Erleben und Ihren emotionalen Frieden.

Es darf Ihnen gut gehen und es darf gut werden – ganz wie Sie es wollen. Vielleicht hilft es Ihnen, die folgenden Fragen zu beantworten, um zu diesem Punkt zu gelangen.

• Was verbindet mich mit meinem Partner?

_____

_____

_____

_____

_____

• Welche Werte teilen wir?

_____

_____

_____

_____

_____

• Auf welchen Säulen basiert unsere Partnerschaft?

1. _____

2. _____

3. _____

4. _____

5. _____

- Ist mein Partner der Mann, mit dem ich auch ohne Kinder zusammen alt werden möchte?

_____

_____

_____

- Wie werde ich wohl in 20 Jahren über meine Entscheidung denken?

_____

_____

_____

_____

_____

- Was könnte meine Herzenslücke wohltuend schließen?

_____

_____

_____

_____

_____

Kapitel 12
Wo bleibt mein Kinderwunsch nach dem Abschied?

Die aktive Kinderwunschzeit liegt hinter Ihnen, die Erkenntnis, kinderlos zu bleiben, hat sich gefestigt und der Abschied wurde eingeleitet.

Als Frau mit einem unerfüllten Kinderwunsch haben Sie erlebt, dass es keine Medizin oder naturheilkundliche Arznei gibt, die den Abschied von heute auf morgen abkürzen kann und Ihr Gefühlsleben schnell wieder normalisiert.

Sie sind durch Prozesse gegangen, die viele Monate, vielleicht aber auch viele Jahre angedauert haben. Sie sind an einer Station angelangt, an der Sie sich fragen: »Wo ist mein Kinderwunsch jetzt? Ist er endgültig fort?«

Für Frauen, die noch am Anfang des Abschiedsweges stehen, ist diese Frage zentral und eine Bejahung ein erstrebenswertes Ziel. Sie möchten wissen, ob die traurigen Gefühle verschwinden, das Piksen im Herzen aufhört und Sie die schwierige Zeit irgendwann endgültig hinter sich lassen.

In der Praxis werde ich ab und zu mit dem Wunsch nach schnell wirkender arzneilicher Unterstützung konfrontiert. Bis zu einem gewissen Punkt ist das auch möglich, doch es ersetzt nicht den Prozess, der zu einer intensiven Trauer- und Verlustbewältigung gehört. Bei Krisen, in denen es um unsere Existenz und zentrale Lebensentwürfe geht, gibt es gute und hilfreiche Unterstützung, aber leider keine Abkürzung.

Die Frage also, ob der Kinderwunsch nach der Bewältigung und dem Abschied endgültig »weg« ist, muss verneint werden. Professor Dr. Tewes Wischmann sagt: »Es wird immer ein Stück des Kinderwunsches im Hinterkopf bleiben. Dieses Problem kann man nicht lösen, da der Kinderwunsch ein existenzieller Wunsch war. Es gibt keinen Ersatz, aber man kann versuchen, diese Sehnsucht umzuleiten.«

Wie bei einem Plan B ist es für Frauen wichtig und hilfreich zu wissen, dass ihr unerfüllt gebliebener Kinderwunsch bewältigt werden kann, er aber ein Teil ihrer Identität bleiben wird. Wie kann es gelingen, die Sehnsucht umzuleiten?

Wenn Sie an dieser Stelle des Weges sind, überlegen Sie gezielt, welche bewusste Umleitung Ihnen zusagt und welchen zeitlichen Umfang Sie der neuen Aufgabe in Ihrem neuen Lebensabschnitt einräumen können. Bleiben Sie realistisch und tasten Sie sich schrittweise an eine neue Aufgabe heran.

Viele Frauen haben den ersten Impuls, sich um andere Kinder zu kümmern, sei es in der Jugendarbeit, in einem sozialen Engagement oder bei der Betreuung von Babys und Kindern. Achten Sie dabei sehr genau auf Ihr Bauchgefühl. Sind Sie schon stabil genug für diese Aufgabe?

Wenn Sie diese Frage mit einem klaren Ja beantworten können, spricht nichts gegen diese Möglichkeit. Sollten Sie noch unsicher sein, schauen Sie besser, welche anderen Möglichkeiten es gibt.

Vielleicht möchten Sie erst einmal Ihre berufliche Karriere vorantreiben? Ihr Job macht Ihnen Spaß und Sie spüren die neue Energie, die Sie nun gezielt einsetzen könnten. Warum nicht? Es ist eine gute Idee, und wenn Sie das Potenzial haben, können Sie es auch nutzen.

Oder wollten Sie schon immer mal ein Studium beginnen oder eine zusätzliche Ausbildung in Angriff nehmen? Etwas, das Sie schon immer gereizt hat, wofür Sie aber nie Zeit und Muße gefunden haben? Eruieren Sie Ihre Möglichkeiten, fragen Sie andere

Menschen, die schon dort sind, wo Sie hinwollen. Sammeln Sie wertvolle Tipps und kreisen Sie Ihre Möglichkeiten ein.

Sie möchten sich um ein Lebewesen kümmern? Viele Frauen verspüren den mehr oder weniger stark ausgeprägten Drang, zu umsorgen oder für ein Lebewesen Verantwortung zu übernehmen. Wie Sie bei den wunderbaren Herzensmüttern lesen konnten, sind Hunde oder Katzen ideale Weggefährten, die Ihre umgeleitete Liebe und Fürsorge mit allen Sinnen gern entgegennehmen.

Werde ich wieder ganz die Alte sein?

Sie fragen sich, was der unerfüllte Kinderwunsch für Ihre Zukunft mit sich bringt. Wird er Sie nachhaltig verändern oder gehen die Wirrungen des Lebens an Ihnen vorbei?

Ich möchte gern ein Beispiel aus der Praxis geben.

»Werde ich wieder die Alte sein, wenn die Wogen sich für mich geglättet haben?«, fragte sich eine Frau in der Kinderwunschbegleitung besorgt.

Auf meine Nachfrage, was genau Sie mit Ihrer Sorge verbinde, antwortete sie: »Ich habe Angst vor Verbitterung oder Verhärtung. Ich habe Angst, einsam zu sein. Und ich habe Angst, dass die Narben meiner Kinderwunschzeit unauslöschliche Spuren hinterlassen. Ich möchte keine verhärmte, unleidliche Frau werden.«

Natürlich kann ich nicht in die Glaskugel schauen und vorhersagen, was Ihnen die Zukunft bringen wird. Ich kann aber meinen Erfahrungsschatz mit der Patientin und an dieser Stelle auch mit Ihnen teilen.

Die Kinderwunschzeit hat Sie verändert. Sie wird immer ein Teil von Ihnen sein und Ihre Entwicklung nachhaltig begleiten. Sie werden also nicht mehr »die Alte« sein. Das sollte Ihnen aber keine Sorgen bereiten, denn der persönliche Veränderungsprozess kann auch ganz viel Gutes für Ihre Zukunft mit sich bringen.

Wer sich emotional schon einmal in einem tiefen Tal befunden hat, der weiß, dass man sich in dieser Ausnahmezeit plötzlich intensiv bewusst werden kann, was wirklich zählt im Leben.

Zugleich hat man auf einmal das Bedürfnis, einen inneren Hausputz zu starten und kräftig auszusortieren:

- Welche Menschen tun mir gut?
- Welche Menschen tun mir nicht gut?
- Wie viel Rückzug brauche ich?
- Wie viel Gesellschaft möchte ich?
- Was will ich in meinem Leben ändern?
- Was möchte ich beibehalten?

Lassen Sie diese Art der inneren »Nestreinigung« vertrauensvoll geschehen. Und damit meine ich nicht die Nestreinigung aus der aktiven Kinderwunschzeit, die Ihnen vermutlich aus der Kräuterheilkunde bekannt ist und Gutes für Ihre Fortpflanzungsorgane bewirken kann. Die *emotionale* Nestreinigung ist jedoch das, was viele Frauen nach der aktiven Kinderwunschzeit als positiven Prozess schildern.

Die eine Frau gibt nun besser auf sich acht und bemüht sich, mit Ihren Kräften zu haushalten. Es geht ihr dadurch wesentlich besser.

Eine andere Frau findet endlich den Absprung aus dem beruflichen Einerlei und meldet sich für die Ausbildung zu Ihrem Traumjob an, in dem sie, ohne mit der Wimper zu zucken, bis ins hohe Alter arbeiten will.

Keine Spur von Verbitterung oder Verhärtung. Keine Einsamkeit, dafür wertvolle Stunden des Alleinseins und bewussten Reflektierens. Die unauslöschlichen Spuren wandeln sich zu selbstbewussten Schritten in einen neuen Lebensabschnitt.

Sie werden eine Frau sein, die viel Erfahrung und Weisheit in sich trägt und mit dieser Ausstrahlung andere Menschen (die vielleicht am Anfang ihres Veränderungsprozesses stehen oder bereits Ähnliches erlebt haben) magisch anzieht.

»Werde ich wieder die Alte sein?«

»Nein, das werde ich nicht. Und das ist gut so.«

Die Rückkehr von Sehnsucht und Traurigkeit

Eine Beratung und Begleitung von Frauen mit unerfülltem Kinderwunsch muss auch die Aufklärung zum dem Thema »Was passiert nach dem Abschied vom Kinderwunsch?« beinhalten. Ich erlebe es immer wieder, dass Frauen ohne diese Aufklärung in einem Hamsterrad bleiben und sich unendlich anstrengen, diesen Teil ihres Lebens »loszuwerden«.

Das jedoch soll gar nicht passieren, denn dieser wichtige Abschnitt im Leben gehört zur eigenen Identität. Es gehört zu einem gesunden Prozess, auch dieses Thema im Leben zu integrieren.

Sehnsucht, Sentimentalität oder Traurigkeit dürfen sich auch später noch ab und zu bei Ihnen melden. Es ist wichtig, den Frauen und Paaren mitzuteilen, dass eine Narbe bleiben wird. Diese Narbe ist wie ein Zeitzeuge des Lebens und erinnert immer wieder an den damit verbundenen Abschied von einer bedeutenden Zeit.

Was liegt näher, als diese Narbe anzuerkennen und zu integrieren? Pflegen Sie sich und Ihre Partnerschaft. Erkennen Sie an, dass es Sie viel Kraft und Schmerzen gekostet hat, und erlauben Sie sich, immer mal wieder traurig zu sein.

Wenn Sie aus invasiven Kinderwunschbehandlungen heraus sichtbare Narben haben, pflegen Sie auch diese. Berühren Sie behutsam das vernarbte Gewebe, halten Sie die Haut geschmeidig und sagen Sie zu sich: »Ja, ihr seid ein Teil von mir. Es ist in Ordnung, dass ihr da seid.« So können Sie für einen kurzen Moment innehalten, in Kontakt mit Ihren Gefühlen gehen und spüren, dass dieser Teil Ihres Lebens zu Ihnen gehört. Die Erlebnisse und Erfahrungen sind ein Bestandteil Ihrer Persönlichkeit geworden.

Schließen Sie die mit dem unerfüllt gebliebenen Kinderwunsch gekoppelten Gefühle nicht aus Ihrem Leben aus. Auch nach der Verabschiedung vom Kinderwunsch können sie sich melden und möchten anerkannt werden.

Gern verwende ich dafür ein Bild: Stellen Sie sich vor, Sie würden all Ihre Gefühle wie Traurigkeit, Verlustangst, Wut, Ungerechtigkeit, Hadern, Verzweiflung nach und nach in einen Schnellkochtopf legen, den Deckel fest verankern und das Ventil geschlossen halten. So können Sie diese Gefühle eine Weile von sich fernhalten.

Doch der Topf wird im Laufe der Zeit immer voller, die Temperatur erhöht sich zunehmend. Es fängt an zu brodeln und es entwickelt sich ein enormer Druck, der – bis zum Maximum aufgestaut – den Topf früher oder später sprengen wird. Was nun entweicht, kann eine ungeheure Wucht haben, die kaum zu bewältigen ist.

Würden Sie das Ventil des Schnellkochtopfes jedoch offen lassen, könnte immer wieder ein wenig Druck nach außen entweichen, gerade so, wie es für die Gesamtsituation notwendig und passend ist.

So ist es auch mit unseren Gefühlen, die wir als »negativ« einordnen. Obwohl sie genauso wie die positiven Gefühle zu uns gehören, lehnen wir sie oftmals ab. Versuchen Sie, auch die unangenehmen Gefühle anzunehmen, zuzulassen und ihnen einen Platz zuzugestehen.

Wer sie wohldosiert, ähnlich wie mit einem Ventil, zulässt, sobald sie auftauchen, wird seltener von ihnen übermannt. Der Zeitraum der Auseinandersetzung mit dem aufkommenden Gefühl kann ebenfalls überschaubar und die Intensität erträglich bleiben.

Im Laufe des weiteren Lebens wird es für die eine oder andere Frau auch Situationen geben, in denen sie erneut mit ihrer Kinderlosigkeit konfrontiert wird. Zunächst denkt man, dass das Thema Kinderlosigkeit nur in den ersten Jahren präsent ist, in denen Freunde und Familienmitglieder Kinder bekommen. Irgendwann, wenn aus Babys Kinder oder Jugendliche werden, wird doch sicher wieder Normalität in das eigene Leben und das der Familien einziehen.

Herzensmutter Sabine hat das wunderbar formuliert (siehe Seite 140):

»Ich war der Auffassung, dass sich mein Leben ohne Kind nur für ein paar Jahre von dem Leben anderer Paare mit Kindern unterscheiden würde. Der Zeitrahmen, bis sich die Lebenswege dann wieder angleichen, sei dann überschaubar. Doch das war grundlegend falsch. Ich sehe es an meinen Freundinnen, die fast alle Kinder haben. Der gesamte Lebensweg unterscheidet sich. Die Elternrolle bleibt, selbst wenn die Kinder größer und mit den Jahren selbstständiger werden.«

Es wird der Tag kommen, an dem aus den Kindern der Freunde Erwachsene werden, die nun selbst Kinder bekommen. Sie sind vermutlich längst nicht mehr jeden Tag traurig und haben Ihr Leben mit vielen sinnstiftenden Dingen gefüllt, die Sie froh und zufrieden machen. Es ist jedoch hilfreich zu wissen, dass es zu diesem Zeitpunkt noch einmal schmerzhaft werden kann.

Sie erleben, wie Ihre Freundin Großmutter wird und vielleicht viel über ihr Enkelkind berichtet. Sie hätten das auch gern erlebt – und das dürfen Sie auch sagen, wenn Ihnen danach zumute ist.

Wenn Ihnen ein Besuch des neugeborenen Enkels Ihrer Freundin noch bevorsteht, ist es völlig in Ordnung, wenn Sie im Vorfeld Ihre gemischten Gefühle ansprechen. So können Sie zum Beispiel erwähnen, dass Sie nicht genau wissen, wie Sie beim Besuch reagieren werden. Dass ein Baby Sie an die eigene Kinderlosigkeit erinnert und dass vielleicht noch einmal die eine oder andere Träne hochkommt.

Wenn Ihre Freundin Ihnen nun signalisiert, dass dies doch selbstverständlich ist und Sie so sein dürfen, wie es Ihrem Inneren entspricht, kann der Besuch und der Kontakt mit dem Baby für alle Beteiligten gewinnbringend und positiv sein.

Sich von einem zentralen Lebensentwurf, dem Leben mit einem eigenen Kind, zu verabschieden, kostet eine Menge Kraft und Energie. Beide Quellen sind über eine lange Zeit sehr strapaziert worden und ließen wenig übrig für andere Lebensbereiche. Ist der Prozess des Abschieds abgeschlossen, steht Ihnen diese Kraft und Energie wieder zur Verfügung.

Darauf dürfen Sie vertrauen.

Zurück ins Glück

Kapitel 13
Kinderlosigkeit und
gesellschaftliche Reaktion

Sie haben in einigen Kapiteln dieses Buches bereits etwas über die eine oder andere Reaktion des sozialen Umfelds und über distanzlose Fragen zu Ihrer Kinderlosigkeit gelesen. Doch es lohnt sich, eine bestimmte gesellschaftliche Reaktion auf kinderlos gebliebene Frauen noch einmal genauer zu betrachten.

Warum nur fühlen sich ungewollt kinderlose Frauen so unter Druck gesetzt, was die gesellschaftlichen Erwartungen angeht?

Wieso ist es so schwer, »über den Dingen zu stehen« und diesbezügliche Kommentare oder Fragen einfach abzuschütteln? Die Antwort ist nicht einfach, denn wir haben es mit einer Verknüpfung von Gefühlen, Sehnsüchten, Traditionen und auch mit religiösen Geboten zu tun.

Kinderlose Paare galten lange Zeit als suspekt, und auch heute noch werden sie oft – unterschwellig und zu Unrecht – für ihren Lebensstil angeklagt. Es ist in unserer modernen Zeit schwer nachvollziehbar, doch noch immer wird diesen Paaren häufig ein mangelndes Verantwortungsgefühl, unverdienter Reichtum (»double income, no kids«) und Egoismus unterstellt.

Eine Frau ohne Kinder fühlt sich häufig aufgrund der Reaktionen ihrer Umwelt stigmatisiert. Scheinbar ist es für einige Menschen nicht vorstellbar, dass man auch ohne Kinder ein glückliches und zufriedenes Leben führen und einen sinnvollen Beitrag für die Gesellschaft leisten kann.

Die Gynäkologin Elisabeth hat wie viele andere Herzensmütter diese schmerzhafte Erfahrung machen müssen (siehe Seite 42):

»Man ist in der Gesellschaft stigmatisiert, wenn man nicht Mutter ist. Einmal saß eine Frau im Wartezimmer und hat über mich gesagt: ›Die hat ja noch nicht mal ein Kind!‹«

Es sind immer noch antiquierte Gesellschaftsmodelle weitverbreitet, nach denen erwartet wird, dass ein Mann und eine Frau in ihrer Partnerschaft Eltern werden.

Aus der (Erklärungs-)Not heraus erfinden manche Frauen und Paare einfach eine Begründung und behaupten: »Wir wollten nie Kinder.« Das ist die offizielle Version für das Umfeld, um bohrenden Fragen oder Diskussionen aus dem Weg zu gehen.

Viele Frauen kennen diese Schutzhaltung aus ihrer aktiven Kinderwunschzeit und wünschten sich, sich endlich von diesen verbalen Balanceakten befreien zu können.

Nicht nur Paare, auch alleinstehende Frauen spüren den Druck, der durch das klassische Familienmodell auf sie ausgeübt wird. Neben der Tatsache, dass ihnen ein Partner fehlt, kommt womöglich noch die tiefe Sehnsucht nach einem Baby hinzu. Manchmal ist das ein Grund, warum sich Frauen in Partnerschaften wiederfinden, die sie sich so eigentlich nicht gewünscht haben.

Andere Frauen wiederum denken über ein Co-Parenting nach. Dies ist ein postmodernes, stetig beliebter werdendes alternatives Familienmodell, in dem sich Frau und Mann ohne Sex und Partnerschaft zusammenfinden, um gemeinsam ein Kind großzuziehen.[25]

Doch es gibt noch andere Fortpflanzungsmöglichkeiten, die zunehmend öfter in Anspruch genommen werden. Nicht alle Angebote sind in Deutschland legal, aber innerhalb der europäischen Länder gelten unterschiedliche Gesetze. So hat man zum Beispiel in Spanien, den Niederlanden oder auch in Tschechien weitaus vielfältigere Optionen, die kaum reproduktionsmedizinische Wünsche offenlassen.

Woraus nährt sich diese Entwicklung? Spielt der gesellschaftliche Druck wirklich eine so große Rolle? Das ist nicht einfach zu beantworten, und es gibt viele Meinungen und wissenschaftliche Studien zu diesem Thema.

Das Bundesministerium für Familie (BMFSFJ) hat zum Beispiel 2015 eine umfassende Studie[26] veröffentlicht (DELTA-Institut), in der gewollt und ungewollt kinderlose Frauen und Männer zum Thema Kinderwunsch und Kinderlosigkeit befragt wurden. Die Altersstruktur lag zwischen 20 und 50 Jahren und gliederte sich in zwei Teilgruppen:

1. Frauen und Männer, die derzeit kein Kind wollen (momentan gewollt Kinderlose).
2. Frauen und Männer mit unerfülltem Kinderwunsch (ungewollt Kinderlose).

Die Studie ergab unter anderem, dass die Einstellungen von Kinderlosen hohe Schnittmengen aufweisen. Dadurch zeigt sich einerseits der große Wert, den Kinderlose Kindern und Elternschaft allgemein zusprechen. Andererseits zeigen die Einstellungen auch auf, dass diese Wertschätzung nicht nur prinzipieller Natur ist, sondern sich vielmehr auch aus der Partnerschaft sowie der eigenen Person speist. Die folgenden Aussagen erzielten eine Zustimmung von über 80% der Befragten:

Mit einem Kind schaffe ich selbst neues Leben (89%).

Ich finde die Vorstellung schön, ein Kind zu haben als Teil von mir und meiner Partnerin/meinem Partner (84%).

Ich möchte die Entwicklung eines eigenen Kindes miterleben (84%).

Selbst die existenzielle Aussage »Die Liebe zum eigenen Kind ist für mich durch nichts anderes zu ersetzen.« fand noch eine hohe Zustimmung (72%).

Die Vorwürfe an Kinderlose, dass Kinder ihnen gleichgültig seien oder sie denen gar feindlich gegenüberstünden, erweisen sich als nicht faktengeschützt und scheinen sich aus Vorurteilen zu speisen.

Wir haben es somit bei dem Thema viel mit »Gefühl« zu tun, und es scheint eine große Diskrepanz zwischen der eigenen Gefühlswelt und der gesellschaftlichen Vorstellung zu geben. Es wäre denkbar, dass der Grund für dieses Missverhältnis die starke Emotionalität ist, die dem Thema innewohnt.

Frauen im Abschied vom Kinderwunsch erleben häufig Schmerz und Kummer. Diese intensiven Gefühle tragen sie aus nachvollziehbaren Gründen nicht nach außen. Manch eine Frau macht die Belastung sogar ganz allein mit sich aus. Doch manchmal begleiten Familie und enge Freunde die Entwicklung in diesem besonderen Abschiedsprozess.

Würden die Mitmenschen umdenken (können), wenn plötzlich all die Sorgen, die vielen Tränen, die starken Sehnsüchte und die innere Zerrissenheit sichtbar wären?

Die neuen Medien sind ein kleiner Segen für die jetzige Generation. Nun haben Frauen die Möglichkeit, sich in (virtuellen) Gruppen zusammenzutun, in Blogs über ihre Erlebnisse zu schreiben oder in Communities die Gemeinschaft zu erleben, die ihnen im direkten Umfeld fehlt.

Das mag nicht jede Wunde heilen und auch kein persönliches Gespräch unter vier Augen ersetzen. Aber allein der Gedanke, dass man nicht ganz allein im Kinderwunsch-Abschiedsuniversum ist, spendet Kraft und Energie.

Kapitel 14
Das Leben einladen

Viele Monate und Jahre war Ihr Leben von einigen Einschränkungen und Entbehrungen geprägt. Sie haben viel erlebt in dieser Zeit, und nicht immer waren die schönen Momente in der Überzahl. Vielleicht verharrten Sie während der Kinderwunschzeit auch in einer Art »Warteposition«. Das ist nicht unüblich, und vielen Frauen geht es so. Oftmals fällt es schwer, diese Warteposition genau zu analysieren: Ist es eine Art Schockstarre, in der man für einen gewissen Zeitraum bewegungsunfähig ist? Oder ist es eine unbewusste Passivität und ein Abgeben der Eigenverantwortung an Dritte, wie zum Beispiel an Ärzte und Therapeuten? Häufig finden wir erste Hinweise durch Wenn-dann-Konstellationen, zum Beispiel: »*Wenn* ich erst schwanger bin, *dann* kann ich mich wieder um Reisen/Veränderungen/die kleinen Freuden kümmern.«

Wie wir wissen, kann man in der aktiven Kinderwunschzeit auf sehr vieles warten:

- auf die nächste Behandlung,
- auf die fruchtbaren Tage,
- auf den Eisprung,
- auf bessere Zeiten,
- auf das Licht am Ende des Tunnels,
- auf die Erlösung von seelischen Schmerzen,
- auf eine Zauberformel,

- auf *das* neue Medikament auf dem Markt,
- auf neue Behandlungsmethoden.

Gemeinsam könnten wie diese Liste gewiss noch deutlich verlängern. Doch das ist gar nicht nötig, denn Sie wissen genau, wie sich dieses »Verharren« anfühlt.

Vielleicht sind Sie ja gerade an dem Punkt, an dem Sie Ihre Kinderwunschsituation so richtig satthaben, aber weder vorwärts noch rückwärts gehen können. Vielleicht fragen Sie sich momentan: »Wo ist *mein* Leben geblieben? Wo bin *ich* geblieben? Das kann so nicht weitergehen!«

Ihre Gedanken sind absolut nachvollziehbar, und würden Sie sie mir gegenüber äußern, würde ich mich ein wenig für und mit Ihnen freuen. Nicht, weil Sie schwere Situationen in Ihrem Leben bewältigen müssen, sondern weil in diesen verständlichen Gedanken ein gewisser Lebenshunger und das Wissen um die schönen Dinge im Leben mitschwingen. Und weil Sie einige Hürden und Stationen auf dem Kinderwunschweg schon hinter sich gelassen haben und sich nun wieder um sich selbst kümmern möchten. Wunderbar!

Die schönen Dinge im Leben

Meistens erinnern wir uns an die *schönen* Dinge in unserer Vergangenheit. An die Zeit, als wir jünger waren, ein bisschen wild und neugierig auf das Leben. Vielleicht auch experimentierfreudig(er) und manchmal ein wenig unüberlegt.

Aber war es nicht genau diese Mischung, die unserem Leben die unwiderstehliche Würze mitgab? Die aus einer Suppe eine Consommé machte?

Versuchen Sie einmal, die Augen zu schließen und sich an eine Situation in Ihrem Leben zu erinnern, in der Sie sich frei, unbeschwert, beschwingt und hochzentriert gefühlt haben.

- Was haben Sie in dieser Situation erlebt?
- Wo waren Sie zu diesem Zeitpunkt?
- In welcher Jahreszeit befinden Sie sich?
- Wer war an Ihrer Seite?
- Was fanden Sie zu dieser Zeit richtig toll (Lieder, Essen, Orte et cetera)?

»Ach, das war wirklich toll damals«, werden Sie vermutlich denken. Und gleich danach: »Aber das ist lange her. Und was hat das mit meinem Heute zu tun?«

In Ihrem Erinnerungsmoment waren Sie vermutlich jünger. So jung, dass Sie viele »erste Male« bei Ihren Erlebnissen noch vor sich hatten. Ich habe mal einen Blog-Artikel zu folgendem Thema geschrieben: Das Leben verdichten – Warum das »erste Mal« so wichtig ist (und bleibt).[27]

Zusammengefasst geht es darum, das Leben zu spüren und sich selbst wahrzunehmen. Sich wieder lebendig zu fühlen, ist eine unbeschreiblich schöne Empfindung, und nach solch einem »ersten Mal« könnte man auch im Erwachsenenalter beinahe süchtig werden.

Wunderbar unterstützen lässt sich das Gefühl des Lebendigseins, indem man sowohl nach schwierigen Zeiten als auch im fortschreitenden Alter Dinge ganz bewusst zum ersten Mal macht. Dinge, die man immer schon mal ausprobieren wollte, was man aber aus den verschiedensten Gründen stets verschoben hat. Oder Dinge, die es erst seit jüngerer Zeit gibt und die man interessant (oder auch ein wenig verrückt) findet.

Sich zu spüren und lebendig zu fühlen, ist nicht zwingend mit viel Geld verbunden. Manchmal ist sogar das Gegenteil der Fall, und gerade das Reduzierte macht den besonderen Charme aus und führt uns zielsicher zu uns selbst.

Gleichgültig, was es ist und was Sie aufgrund Ihrer Vorlieben bevorzugen: Laden Sie noch heute das Leben ein – laden Sie die Fülle

Ihres Lebens wieder ein. Probieren Sie es bewusst aus, zum Beispiel mit einem Kraft-Satz, der zu Ihnen passt:

- »JETZT fange ich wieder an zu leben!«
- »Mein liebes Leben, jetzt geht es wieder los!«
- »Ich bin wieder da!«

Die Umsetzung

Wenn Sie sich in Kapitel 3 zu Plan B ein paar Notizen gemacht haben, schlagen Sie als Erstes auf den Seiten 47 und 48 nach. Dort konnten Sie im Kapitel »Den Plan B schmieden« Ideen sammeln, was Sie interessiert, was Ihnen guttut und wie Ihre Zukunft aussehen könnte.

Diese wichtigen Impulse sind langfristig ausgelegt, wie zum Beispiel ein Berufswechsel oder ein Ortswechsel – auf jeden Fall sollte es etwas Seriöses und vor allem Wohlüberlegtes sein.

Doch hier wechseln wir einfach kurz die Perspektive und kümmern uns um das *kurzfristige* Erleben: den großen Spaß, die kleine Freude, den süßen Kick oder auch das leicht Verrückte.

Es gibt unendlich viele kleine und große Freuden, viele Dinge, die Spaß machen, und natürlich höchst individuelle Momente, in denen auch erwachsene Menschen den gewissen Kick im Leben verspüren:

- Veranstalten Sie eine Pyjamaparty mit Ihrer Freundin.
- Gehen Sie bei nächster Gelegenheit mal wieder nachts im Pool oder im Meer baden.
- Schlafen Sie in einer heißen Sommernacht auf dem Balkon.
- Wählen Sie bewusst ein Reiseziel, wo Sie noch nie waren.
- Kaufen Sie sich endlich das Accessoire, um das Sie schon lange herumschleichen.
- Fahren Sie auf dem Rummel Karussell oder Autoscooter.

- Werfen Sie drei Dinge (Gegenstände, Kleidung) endlich weg.
- Buchen Sie einen Fotografie-/Töpfer-/Zeichen-/Schmuck-designer-Kurs.
- Steigen Sie im nächsten Urlaub auf ein Stand-up-Paddel-Board.
- *Savoir-vivre:* Essen und Trinken Sie wieder voller Genuss und ohne Reue.
- Singen Sie in einer fremden Stadt in einer Karaokebar.
- Nehmen Sie am Schnupper-Golfen teil.

Im Moment ist es sehr en vogue, groß zu denken. Große Ziele, große Pläne, große Möglichkeiten, große Errungenschaften. Auch der intensive Wunsch, schwanger zu werden, war ein großes – wenn nicht sogar *das* große – Ziel für Sie.

In der Praxis erlebe ich bei vielen Frauen, dass die kleinen positiven Dinge vor lauter Schmerz kaum wahrgenommen werden können. Das führt häufig zu einem emotionalen, belastenden Ungleichgewicht.

Doch ich bin sicher, Sie finden Ihre persönlichen kleinen Momente, die Ihnen ein wohliges und freudiges Lebensgefühl schenken. Probieren Sie es aus!

Und für den Fall, dass sich das erhoffte Wohlgefühl nicht voll und ganz einstellt: Das ist ganz normal und kein Grund, den kleinen Kick aus dem Leben wieder zu verbannen. Probieren Sie es erneut aus und bleiben Sie dran.

Ich bin sicher, dass der eine kleine Moment kommen wird, der Sie im Hier und Jetzt mitreißt und an den Sie sich auch in 20 Jahren noch schmunzelnd erinnern.

Notieren Sie hier Ideen für individuelle Momente oder kleine Kicks.

_____

_____

_____

_____

_____

_____

_____

_____

_____

_____

_____

_____

_____

Kapitel 15
Frieden schließen

Wenn Sie die intensivste Zeit des Abschieds hinter sich haben und das Bedürfnis verspüren, mit Ihrem unerfüllt gebliebenen Kinderwunsch Frieden zu schließen, möchte ich Ihnen hier noch ein paar Gedanken und Inspirationen mit auf den Weg geben.

Frieden zu schließen bedeutet nicht, dass sich unser Erlebtes in Wohlgefallen auflöst. Es bedeutet vielmehr, dass wir uns einen emotionalen Zustand wünschen, der Eintracht und Ruhe mit sich bringt.

Als Frau mit einer großen Sehnsucht nach einem Baby haben Sie erlebt, wie viel Energie Ihnen die Krisen und Trauerzeiten abverlangt haben. Wer Frieden mit sich und der Vergangenheit schließen möchte, tut dies aus dem Bestreben heraus, frei für die Zukunft zu sein. Frei, Neues wahrzunehmen und zu erleben. Frei, um mitsamt dem Erlebten gestärkt in einen neuen Lebensabschnitt überzugehen.

Können Sie schon die eigene Wertschätzung spüren, die sich ganz langsam in Ihnen ausbreitet? Sie wissen, was Sie alles geschafft und durchlebt haben. Vielleicht spüren Sie auch eine Art von Stolz darauf, wie Sie Ihre existenzielle Krise im Leben bewältigt haben. Oder wie Herzensmutter Jutta es für sich herausgefunden hat und überzeugend beschreibt (siehe Seite 64):

»Meine Stütze ist meine eigene Stärke. Ich weiß jetzt, dass ich mit meinen ganzen Gefühlen ›richtig‹ bin, dass ich nicht ›falsch‹ bin, weil ich kein Kind habe.«

Wenn Sie selbst das Gefühlte noch nicht in Worte fassen können, versuchen Sie doch mal, auf die folgenden Fragen eine persönliche Antwort zu finden.

- Wie hat das intensive Erleben Ihrer Kinderwunschzeit und Ihrer
  Abschiedszeit dazu beigetragen, Ihre Persönlichkeit positiv zu
  beeinflussen?

_____

_____

_____

_____

_____

_____

- Welche Fähigkeiten haben Sie in dieser besonderen Zeit entwickelt?

_____

_____

_____

_____

- Welche Stärken zeigten sich während der Bewältigung?

_____

_____

_____

_____

_____

- Welche emotionalen Kompetenzen haben Sie ausgebaut oder neu hinzugewonnen? Sind Sie durch das Erlebte besonders einfühlsam geworden, sind Sie noch selbstständiger und selbstbestimmter geworden? Haben Sie Eigenverantwortung übernommen?

_____

_____

_____

_____

_____

_____

- In welchen Situationen (privat, beruflich) können Sie Ihre neu entdeckten Fähigkeiten und Stärken sinnvoll einsetzen?

_____

_____

_____

_____

_____

Hindernisse beim Friedenschließen überwinden

Ähnlich wie beim Abschiednehmen ist auch das Friedenschließen ein Prozess, der eine gewisse Zeit in Anspruch nimmt. Es ist unter Umständen kein dauerhaft anhaltender Zustand, sondern eine Aufgabe, die Sie immer mal wieder zum Hinschauen und Arbeiten zwingt.

An dieser Stelle möchte ich bewusst auf eines der größten Hindernisse im Prozess zu sprechen kommen. Es geht um das Thema Schuld oder auch die Schuldzuweisung. Sie resultiert häufig aus Diagnosen oder Verhaltensweisen. Häufig hört man Sätze wie: »Es liegt an ihm«, oder: »Ich bin schuld, dass wir keine Kinder bekommen. Mit einer anderen Frau würde es bestimmt klappen.« Oft wird neben den Diagnosen auch der Lebensstil diskutiert und als Auslöser und Ursache für eine Kinderlosigkeit mit in die Waagschale geworfen.

Doch niemand hat Schuld bei einer ungewollten Kinderlosigkeit. _Niemand._ Bitte streichen Sie schon beim Aufkeimen des Gedankens diese Formulierung aus Ihrem Sprachschatz, denn sie führt zu keinem Ergebnis. Setzen Sie bewusst ein Stoppzeichen.

Bei dem Ganzen funktioniert der Mechanismus, dem wir in Kapitel 3 schon einmal begegnet sind: Negative Gedanken verursachen negative Gefühle. Versuchen Sie einmal, eine Abwandlung des Mechanismus für sich zu nutzen: Positive Gedanken ziehen positive Gefühle nach sich. Drehen Sie die Gedanken um und versuchen Sie so, Ihrem Erleben einen positiven Impuls zu geben. Wählen Sie anerkennende Worte und schließen Sie Ihren Satz zuversichtlich ab. Eine Idee wäre: »Wir haben alles versucht, was für uns möglich war. Meine Entscheidungen und Handlungen waren richtig. Ich möchte bewusst und mit Wertschätzung in Frieden mit dem Thema abschließen.«

Auf dem Weg dorthin können Sie immer mal wieder ein paar Übungen für ein bewusstes, friedliches Erleben einbauen:

- Gewinnen Sie äußerlich Abstand. Fahren Sie über das Wochenende weg – in eine Hütte, eine Ferienwohnung, ein kleines Gästezimmer. Das bedeutet nicht, vor der Realität wegzulaufen. Es bedeutet vielmehr, ungestört auf das eigene Leben schauen und reflektieren zu können.
- Gutes tun tut gut. Eine kleine Geste zeigt einem Menschen, dass man an ihn denkt, ein heilsames Wort gibt einem Schwächeren Kraft, eine Sach- oder Geldspende für eine Organisation, die Ihnen am Herzen liegt, hilft entscheidend weiter, Ihre Unterstützung einer sinnvollen Veranstaltung vor Ort sichert den gemeinnützigen Erfolg. Sie wählen, was für Sie richtig erscheint.
- Sagen Sie bewusst »Danke« für etwas, für das Sie wirklich dankbar sind. Es muss nichts Großes oder Beeindruckendes sein. Allein schon das Überlegen und Suchen macht Ihnen vieles bewusst, was sonst verborgen bleibt. Wie schön, aus zwei oder gar drei Dingen auswählen zu können!
- Pflegen Sie Ihre Beziehung liebevoll. Kleine Gesten können viel bewirken: ein gemeinsamer Spaziergang ohne Handy in

der Tasche, das Kochen des Lieblingsessens, die ehrlich gemeinte Frage »Wie war dein Tag heute?« und das anschließende Besprechen des Erlebten, der erste Kaffee oder Tee am Bett, bevor der Alltag losgeht. All das signalisiert: Du bist mir wichtig, und ich freue mich, dass es dich gibt.

- Verringern Sie negativen Input: Das Wochenende war schön und entspannend, man ist runtergekommen und ein wenig erholter als noch am Freitagabend. Ab auf die Couch und das Fernsehen an: Man sieht Reportagen über Gewalttaten und Pandemien, die Nachrichten starten mit den schlimmsten Ereignissen in der Welt, der folgende Krimi handelt von Mord, Leichen und Misshandlungen. Sie sollen nicht die Augen vor der Welt verschließen, aber es gibt Zeiten, da kann es Sie überfordern und am eigenen Bewältigungsprozess behindern. Sie dürfen sich eine Auszeit davon nehmen und bewusst abschalten.

- Entlarven Sie Menschen in Ihrer Umgebung, die negative Impulse senden. Fast jeder Mensch kennt sie: Die Menschen, die anderen nichts gönnen, mit Totschlagargumenten jede anregende Diskussion im Keim ersticken, neidvoll durchs Leben gehen oder andere Menschen klein halten wollen. Sagen Sie innerlich auf Wiedersehen, unterbrechen Sie den Kontakt und führen Sie Ihren wichtigen Entwicklungsprozess ungehindert fort.

- Haben Sie schon einmal das Geschenk der Stille spüren können? Am Anfang kann es ungewohnt und auch mal unangenehm sein, aber die Stille macht Ihnen ein sehr wertvolles Geschenk: die Begegnung mit sich selbst. Es gehört ein wenig Übung dazu, und am Anfang verwirrt es Sie vielleicht ein wenig. Beginnen Sie mit wenigen Minuten, spüren Sie in sich hinein. Steigern Sie Ihre stillen Momente, wie es Ihnen guttut und von Ihnen als energiespendend empfunden wird.

- Lassen Sie vor dem Schlafengehen den Tag Revue passieren. Was war gut? Welche Momente – und seien es nur kurze – waren schön? Sie können sie an jedem Tag in einem kleinen Büchlein notieren.
- Haben Sie schon mal das Meditieren probiert? Es muss nicht kitschig oder esoterisch sein, wenn Sie das nicht mögen. Heute gibt es ganz modern und angenehm geführte Meditationen, die man als App auf sein Mobilgerät laden kann. Die gesetzlichen Krankenkassen erstatten im einen oder anderen Fall nach erfolgreicher Kursabsolvierung sogar den Jahresbeitrag.

Liebe Herzensmutter, Sie haben einen langen Weg hinter sich und schwere Zeiten erlebt. Ich wünsche mir sehr, dass ich Ihnen Hoffnung und Optionen an die Hand geben konnte. Es ist möglich, sich in kleinen Schritten wieder dem »normalen« Leben und Alltag zu nähern. Vielleicht können Sie auch schon bald Frieden schließen.

An welcher Station Sie sich auch befinden: Sie sind eine wunderbare und einzigartige Herzensmutter.

Danke

Ein großes Dankeschön geht an die Herzensmütter, die mir ihr Herz geöffnet und ihre Geschichte erzählt haben. Ihr Mut und ihr Vertrauen in mich waren es, die dieses Projekt haben Wirklichkeit werden lassen.

Für alle großen und kleineren Hürden auf dem Weg vom Manuskript bis hin zum Buch hatte ich die beste emotionale Unterstützung, die ich mir nur wünschen konnte:

Danke an meinen Mann Alexander, meine beiden Kinder, Julia, Doro, Sylvia und Vera. Schön, dass es euch gibt.

Anhang

1 Dr. phil. Almut Dorn, Gynäkologische Psychosomatik, Beselerstr. 8, 22607 Hamburg
https://www.almutdorn.de

Prof. Dr. Tewes Wischmann, Psychologischer Psychotherapeut, Institut für Medizinische Psychologie im ZPM, Universitätsklinikum Heidelberg, Bergheimerstr. 20, 69115 Heidelberg
https://www.klinikum.uni-heidelberg.de/zentrum-fuer-psychosoziale-medizin-zpm/institut-fuer-medizinische-psychologie

Prof. Dr. Ingrid Gerhard, Gynäkologin, Umweltmedizin und Naturheilkunde, Albert-Überle-Str. 11, 69120 Heidelberg
www.netzwerk-frauengesundheit.com

Dr. med. Heike Melzer, Sexualtherapie, Paartherapie, Paradiesstr. 9, 80538 München
https://www.dr-med-heike-melzer.de

2 Uterus unicornis bedeutet »einhörnige Gebärmutter« und bezeichnet eine der organischen Fehlbildungen der Gebärmutter.

3 Weiterführende Literatur: Lothrop, Hannah: *Gute Hoffnung, jähes Ende. Fehlgeburt, Totgeburt und Verluste in der frühen Lebenszeit. Begleitung und neue Hoffnung für Eltern.* Kösel Verlag, in der Random House GmbH, München, 2016

4 Eine Volumenzunahme der Gebärmutterschleimhaut wird Endometriumhyperplasie genannt. Sie ist die Folge einer anhaltenden Stimulation der Gebärmutterschleimhaut.

5 In der Regel werden bei solch einer Hormonbehandlung hoch dosierte Gestagene (Gelbkörper) gegeben, um die Abblutung der Schleimhaut zu erreichen. Gelingt dies nicht, wird zur Hysterektomie (Entfernung der Gebärmutter) geraten.

6   Weiterführende Literatur: Wischmann, Tewes; Stammer, Heike: *Der Traum vom eigenen Kind. Psychologische Hilfen bei unerfülltem Kinderwunsch.* Kohlhammer Verlag, Stuttgart, 5., überarbeitete Auflage 2016

7   Bei der Diagnose Asherman-Syndrom handelt es sich um Verwachsungen oder Verklebungen der Gebärmutterwände.

8   Unter einer Pflegschaft ist die Übertragung von Teilen der elterlichen Sorge auf einen Dritten zu verstehen. Ansprechpartner sind die jeweiligen Jugendämter vor Ort.

9   Frauenworte e. V. ist ein Projekt von Birgit Zart. Das Internetforum finden Sie unter https://www.frauenworte.de

10 IVF ist die Abkürzung für In-vitro-Fertilisation, einer Methode zur assistierten Befruchtung. Mit ICSI ist die intrazytoplasmatische Spermieninjektion gemeint, eine weitere Methode der Reproduktionsmedizin.

11 Bei einer Operation in dieser Situation handelt es sich meist um eine Bauchspiegelung (Laparoskopie). Das ist ein invasiver Eingriff unter Narkose, bei dem die Organe im Unterbauch (Gebärmutter, Eierstöcke, Eileiter) untersucht werden. Parallel wird die Eileiterdurchgängigkeit geprüft. Ebenfalls können so Verwachsungen, Myome und Endometriose diagnostiziert und entfernt werden.

12 Seneca, Lucius Annaeus: *Lucius Annäus Senecas ausgewählte Schriften,* Teil: 2, Bd. 3-4. Langenscheidt, Berlin-Schöneberg, 1919

13 Weiterführende Literatur: Wallraff, Doris; Thorn, Petra; Wischmann, Tewes (Hrsg.): *Kinderwunsch. Der Ratgeber des Beratungsnetzwerkes Kinderwunsch Deutschland (BKiD).* Kohlhammer Verlag, Stuttgart, 2014

14 Kast, Verena: *Trauern. Phasen und Chancen des psychischen Prozesses.* Kreuz Verlag, Stuttgart, 1982

15 Stiftung Deutsche Depressionshilfe, Goerdelerring 9, 04109 Leipzig

16 Haubl, Rolf: *Neidisch sind immer nur die anderen. Über die Unfähigkeit, zufrieden zu sein.* Verlag C. H. Beck, München, 2004

17 Weiterführende Literatur: Melzer, Heike: *Scharfstellung. Die neue sexuelle Revolution.* J. G. Cotta'sche Buchhandlung Nachf. GmbH, Stuttgart, 2018

18 Weiterführende Literatur: Masters, William H.; Johnson, Virginia E.; Kolodny, Robert C.: *Liebe und Sexualität.* Ullstein, Berlin, 1993

19 Weiterführende Literatur: Clement, Ulrich: *Think Love: Das indiskrete Frage-buch*. Rogner & Bernhard Verlag, Berlin, 2015

20 Laut Robert-Koch-Institut gibt es keine Hinweise auf eine kausale Verknüpfung zwischen einer Mumps-Erkrankung während der Schwangerschaft und kongenitalen Dysmorphien. Auch der Verdacht auf einen Zusammenhang zwischen Abortrate und einer Mumps-Infektion im ersten Trimester haben hat sich bisher nicht nachweisen lassen. (Quelle: RKI Robert Koch Institut; https://edoc.rki.de/)

21 Catull, Gaius Valerius: *Catull: Sämtliche Gedichte*, Reclam, Stuttgart, 1995

22 Als Ritual bezeichnet man im weitesten Sinne eine nach Regeln festgelegte Handlung, die auf ein symbolisches Zeichensystem außerhalb der Handlung selbst verweist und in einem festgelegten Kontext vollzogen wird. Durch die Regelgebundenheit ist diese Handlung wiederholbar und durch die Wiederholung prägt sie sich in das kulturelle Gedächtnis einer Gesellschaft ein. Häufig geht ein Ritual mit einem Sprechakt, einer sprachlichen Formel, die die Wirklichkeit verändert, einher (bekanntestes Beispiel ist:»Hiermit erkläre ich euch zu Mann und Frau.«). Rituale finden sich sowohl in religiösen als auch weltlichen Situationen.

23 Bei der Endometriose handelt es sich um gutartige, meist schmerzhafte Wucherungen von Gewebe der Gebärmutterschleimhaut (Endometrium), das sich außerhalb der Gebärmutter in benachbarten Organen ansiedelt.

24 Durch die systemische Arbeit ist es möglich, innere Prozesse des Systems (Familie, Partnerschaft, Arbeit) zu verstehen und verborgene Strukturen sichtbar zu machen. Verstrickungen in Beziehungen können entwirrt und Selbstheilungskräfte mobilisiert werden. Ursprung dieser Therapieform: Virginia Satir.

25 Über das Thema Co-Parenting erfahren sie mehr zum Beispiel unter www.co-eltern.de.

26 *Kinderlose Frauen und Männer. Ungewollte oder gewollte Kinderlosigkeit im Lebenslauf und Nutzung von Unterstützungsangeboten*, Bundesministerium für Familie, Senioren, Frauen und Jugend (BMFSFJ), Berlin, 2015

27 https://praxis-sterebogen.de/das-erstes-mal/

MUT SCHÖPFEN

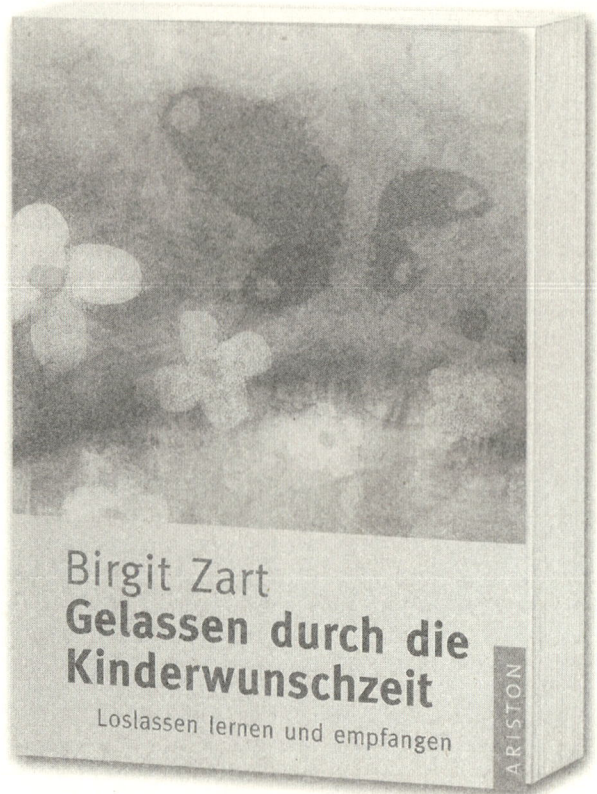

Birgit Zart
Gelassen durch die Kinderwunschzeit
Loslassen lernen und empfangen
ARISTON

160 Seiten · Broschur · ISBN 978-3-7205-2737-8

Viele Paare sind voller Vorfreude, wenn sie sich dazu entschließen, ein Kind zu bekommen, und starten euphorisch in die Kinderwunschzeit. Doch stellt sich heraus, dass das Schwangerwerden nicht gleich klappt, beginnt besonders für die Frauen oft eine einsame Leidenszeit, die sie gefangen hält zwischen Hoffnung und Enttäuschung. Sanft und liebevoll weist die Heilpraktikerin, Homöopathin und führende Therapeutin auf dem Gebiet ganzheitlicher Kinderwunschtherapie Birgit Zart einen Weg aus dieser emotionalen Abwärtsspirale. Eine tröstliche und einfühlsame Anleitung für eine gelassene und glückliche Kinderwunschzeit.

ARISTON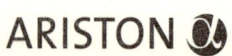

TROST FINDEN

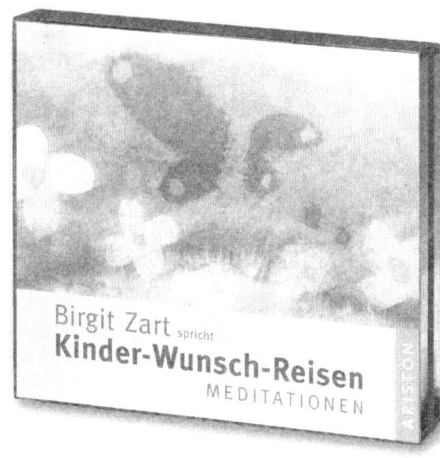

Digipack
ISBN 978-3-7205-7008-4

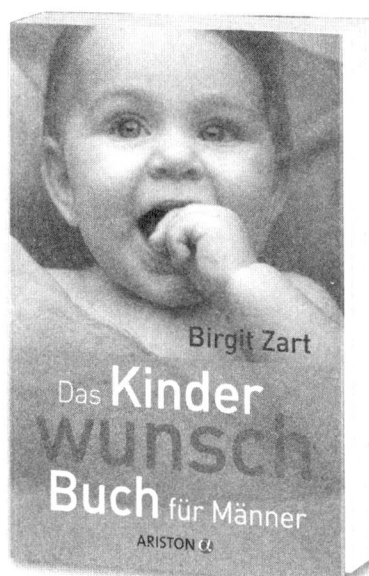

208 Seiten · Klappenbroschur
ISBN 978-3-424-20045-4

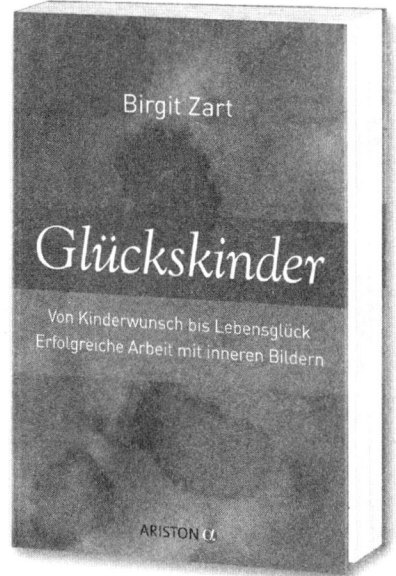

176 Seiten · Klappenbroschur
ISBN 978-3-424-20039-3

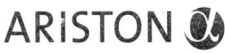